·执业医师资格考试通关系列·

中医执业助理医师资格考试通关要卷

（医学综合）

吴春虎 主 编

阿虎医考研究组 组织编写

全国百佳图书出版单位

中国中医药出版社

·北 京·

图书在版编目（CIP）数据

中医执业助理医师资格考试通关要卷/吴春虎主编.—北京：中国中医药出版社，2023.12
（执业医师资格考试通关系列）
ISBN 978 - 7 -5132 -8410 -3

Ⅰ.①中…　Ⅱ.①吴…　Ⅲ.①中医师－资格考试－习题集　Ⅳ.①R2 - 44

中国国家版本馆 CIP 数据核字（2023）第 177524 号

中国中医药出版社出版

北京经济技术开发区科创十三街 31 号院二区 8 号楼
邮政编码　100176
传真　010 - 64405721
河北省武强县画业有限责任公司印刷
各地新华书店经销

开本 787×1092　1/16　印张 7.25　字数 202 千字
2023 年 12 月第 1 版　2023 年 12 月第 1 次印刷
书号　ISBN 978 - 7 -5132 -8410 -3

定价　49.00 元
网址　www.cptcm.com

服 务 热 线　010 - 64405510

购 书 热 线　010 - 89535836

维 权 打 假　010 - 64405753

微信服务号　**zgzyycbs**

微商城网址　**https://kdt.im/LIdUGr**

官 方 微 博　**http://e.weibo.com/cptcm**

天猫旗舰店网址　**https://zgzyycbs.tmall.com**

如有印装质量问题请与本社出版部联系(010 - 64405510)

使用说明

为进一步贯彻国家卫生健康委员会及国家中医药管理局关于执业医师资格考试的有关精神，进一步落实执业医师资格考试的目标要求，国家中医药管理局中医师资格认证中心颁布了 2020 版《执业医师资格考试大纲》。

为了配合新大纲的实施，帮助考生顺利通过考试，我们组织高等中医药院校相关学科的优秀教师团队，依据 2020 版大纲的最新要求，编写了相应的执业医师资格考试通关系列丛书。

本书为执业医师资格考试通关系列丛书中的一种。经深入解读大纲、剖析历年真题，根据真卷题量及学科分布设计，力求给考生还原最真实的执业医师考试环境，使考生在备考时对考试的整体情况有一个全面的认识和把握。本书供考生考前自测，在阶段性复习和临考前全面了解自己对知识的掌握情况，做到查缺补漏、有的放矢，并通过练习熟悉考试科目分布，控制考试时间。随书配有 3 小时的习题精讲视频供考生观看复习。

目　　录

医师资格考试通关要卷(一)

（医学综合）

中医执业助理医师

考生姓名：＿＿＿＿＿＿＿＿

准考证号：＿＿＿＿＿＿＿＿

考　　点：＿＿＿＿＿＿＿＿

考 场 号：＿＿＿＿＿＿＿＿

A1 型选择题(1 ~ 68 题)

答题说明

每一道试题下面有 A、B、C、D、E 五个备选答案。请从中选择一个最佳答案。

1. 下列各项中,体现"证"的内在本质的是
   A. 病位
   B. 病性
   C. 病势
   D. 病因
   E. 病机

2. 天地万物相互联系的中介是
   A. 天气
   B. 地气
   C. 精气
   D. 阴阳
   E. 阳气

3. 大黄与芒硝合用,能增强泄热通便的功效,这种配伍关系是
   A. 相须
   B. 相使
   C. 相畏
   D. 相杀
   E. 相恶

4. 具有燥湿健脾功效的药组是
   A. 山药、大枣
   B. 苍术、白术
   C. 藿香、佩兰
   D. 砂仁、草果
   E. 厚朴、茯苓

5. 具有消痈排脓、祛瘀止痛功效的药物是
   A. 金银花
   B. 败酱草
   C. 黄连
   D. 黄芩
   E. 栀子

6. 下列各项,可出现间歇热的是
   A. 肺炎链球菌肺炎
   B. 肺结核
   C. 伤寒
   D. 疟疾
   E. 风湿热

7. 能导致瞳孔扩大的疾病是
   A. 有机磷杀虫药中毒
   B. 吗啡中毒
   C. 青光眼绝对期
   D. 毒蕈中毒
   E. 虹膜炎

8. 下列各项,临床表现可见匙状甲的是
   A. 支气管扩张
   B. 缺铁性贫血
   C. 支气管肺癌
   D. 慢性肺脓肿
   E. 脓胸

9. 下列各项,表现为面目一身俱黄,鲜明如橘皮色的是
   A. 阳黄
   B. 阴黄
   C. 萎黄
   D. 黄胖
   E. 苍黄

10. 对冠心病最有确诊意义的检查是
    A. 心电图
    B. 选择性冠状动脉造影
    C. 24 小时动态心电图
    D. 超声心动图
    E. 心功能检查

11. 引起人感染高致病性禽流感的主要病毒亚型是
    A. H1N1
    B. H3N2
    C. H5N1
    D. H7N5
    E. H9N2

12. 昼夜分阴阳,则前半夜为
    A. 阴中之阳
    B. 阳中之阴
    C. 阳中之阳
    D. 阴中之阴
    E. 阴中之至阴

13. 下述说法,哪项不是"金"的特性
   A. 从革
   B. 沉降
   C. 肃杀
   D. 寒凉
   E. 收敛

14. 下列各项,不属于消法适用范围的是
   A. 活血化瘀
   B. 消疳杀虫
   C. 行气导滞
   D. 通导大便
   E. 化痰祛水

15. 银翘散中具有辛而微温、解表散邪作用的药组是
   A. 金银花、连翘
   B. 薄荷、芦根
   C. 薄荷、牛蒡子
   D. 芦根、竹叶
   E. 荆芥穗、豆豉

16. 药物组成中含有柴胡、人参的方剂是
   A. 小柴胡汤
   B. 半夏泻心汤
   C. 大柴胡汤
   D. 四逆散
   E. 蒿芩清胆汤

17. 减少流行性出血热病死率的关键在于
   A. "三早一就"原则的落实
   B. 防治休克和出血
   C. 人工肾透析
   D. 防治 DIC
   E. 防治并发症

18. 确诊细菌性痢疾最可靠的依据是
   A. 典型脓血便
   B. 明显里急后重
   C. 大便培养阳性
   D. 免疫检查阳性
   E. 大便镜检发现大量脓细胞、吞噬细胞

19. 典型霍乱发病,最先出现的症状是
   A. 腹泻
   B. 腹痛
   C. 呕吐
   D. 畏寒、发热

   E. 肌肉痉挛

20. 脏与腑的关系中,体现"升降相因"关系的是
   A. 肝与胆
   B. 脾与胃
   C. 肺与大肠
   D. 心与小肠
   E. 肾与膀胱

21. "在液为涎"的脏是
   A. 肝
   B. 心
   C. 脾
   D. 肺
   E. 肾

22. 功能凉血止血、散瘀解毒消痈的药物是
   A. 苎麻根
   B. 黄芩
   C. 白茅根
   D. 槐花
   E. 大蓟

23. 既能补肝肾、强筋骨,又能续折伤的药物是
   A. 杜仲
   B. 牛膝
   C. 续断
   D. 土鳖虫
   E. 自然铜

24. 苏合香入丸散的用量是
   A. 0.05 ~ 0.1g
   B. 0.1 ~ 0.3g
   C. 0.3 ~ 1g
   D. 2 ~ 2.5g
   E. 1.5 ~ 3g

25. 大便隐血试验持续阳性,常见于
   A. 胃溃疡
   B. 十二指肠溃疡
   C. 胃癌
   D. 胃炎
   E. 肠道下端炎症

26. 晚期肝硬化患者肝浊音区出现的变化是
   A. 缩小
   B. 扩大
   C. 上升

D. 消失

E. 下移

27. 下列各项,可出现外周血中性粒细胞减少的是
A. 糖尿病酮症酸中毒
B. 急性心肌梗死
C. 急性大出血
D. 脾功能亢进
E. 恶性肿瘤

28. 小儿食指络脉偏红的临床意义是
A. 疳积
B. 里热
C. 表证
D. 疼痛
E. 惊风

29. 鉴别原发性与继发性甲状腺功能亢进症的敏感指标是
A. TT_3、TT_4
B. FT_3、FT_4
C. TSH
D. 甲状腺摄^{131}I率
E. 甲状腺超声改变

30. 流行性脑脊髓膜炎的主要传染源是
A. 患者和带菌者
B. 苍蝇
C. 鼠类
D. 污染水源
E. 病毒

31. 胃的生理功能是
A. 受盛化物
B. 传化糟粕
C. 主持诸气
D. 受纳腐熟
E. 通调水道

32. 具有行呼吸作用的气是
A. 元气
B. 宗气
C. 营气
D. 卫气
E. 脏腑之气

33. 归脾汤的功用是
A. 健脾益气,宁心安神

B. 益气补血,健脾养心
C. 健脾养心,升阳摄血
D. 滋阴清热,补心安神
E. 健脾升阳,渗湿止泻

34. 以滋阴养血、补心安神为主要功用的方剂是
A. 炙甘草汤
B. 酸枣仁汤
C. 甘麦大枣汤
D. 天王补心丹
E. 朱砂安神丸

35. 小建中汤中含有的药物是
A. 人参、桂枝
B. 甘草、干姜
C. 生姜、桂枝
D. 白术、芍药
E. 大枣、人参

36. 下列不属于狂犬病主要传染源的是
A. 病犬
B. 蝙蝠
C. 臭鼬
D. 浣熊
E. 患者

37. 下列不属于急性重型肝炎典型表现的是
A. 黄疸迅速加深
B. 出血倾向明显
C. 肝肿大
D. 出现烦躁、谵妄等神经系统症状
E. 急性肾功能不全

38. 伤寒患者,症状较轻,病程短,于 1~2 周即可痊愈,其临床分型是
A. 暴发型
B. 普通型
C. 迁延型
D. 逍遥型
E. 轻型

39. 被称为"血海"的经脉是
A. 任脉
B. 督脉
C. 冲脉
D. 带脉
E. 阴维脉

40. 六淫致病,季节性最强的邪气是
   A. 风
   B. 寒
   C. 暑
   D. 湿
   E. 燥

41. 秦艽的功效是
   A. 祛风湿,止痹痛,消骨鲠
   B. 祛风湿,通经络,利水
   C. 祛风湿,止痹痛,解表
   D. 祛风湿,通络止痛,退虚热,清湿热
   E. 祛风湿,止痹痛,安胎

42. 既能凉血止血,又能解毒敛疮,还能治疗烫伤的药物是
   A. 地榆
   B. 蒲黄
   C. 白茅根
   D. 槐花
   E. 大蓟

43. 功效为理气化痰、和胃利胆的方剂是
   A. 蒿芩清胆汤
   B. 贝母瓜蒌散
   C. 清气化痰丸
   D. 杏苏散
   E. 温胆汤

44. 朱砂安神丸主治证候的病机是
   A. 心阳偏亢,肾阴不足
   B. 肝郁不舒,血虚脾弱
   C. 肝血不足,虚火内扰
   D. 劳伤心脾,气血亏虚
   E. 心火亢盛,灼伤阴血

45. 郑声的临床意义是
   A. 心气虚弱
   B. 宗气大虚
   C. 神气不足
   D. 痰扰神明
   E. 脏气衰微,心神散乱

46. 饥不欲食的临床意义是
   A. 胃寒
   B. 胃热
   C. 食积

   D. 脾气虚
   E. 胃阴虚

47. 下列关于室性早搏的叙述,正确的是
   A. 提早出现的 QRS - T 波群前有异位 P 波
   B. QRS 波群宽大畸形
   C. QRS 波群时间 0.08 ~ 0.10 秒
   D. T 波方向与 QRS 波群主波方向一致
   E. 代偿间歇不完全

48. 心包摩擦音和胸膜摩擦音的鉴别要点是
   A. 有无心脏病史
   B. 呼吸是否增快
   C. 改变体位后摩擦音是否消失
   D. 屏住呼吸后摩擦音是否消失
   E. 咳嗽后摩擦音是否消失

49. 双胍类降糖药的主要适应证是
   A. 1 型糖尿病患者
   B. 肥胖伴高胰岛素血症的 2 型糖尿病患者
   C. 餐后高血糖者
   D. 高脂血症患者
   E. 糖耐量减低患者

50. 急性心肌梗死早期诊断灵敏高且具有高度特异性的指标是
   A. 天门冬氨酸氨基转移酶(AST)
   B. 肌酸激酶同工酶(CK - MB)
   C. 乳酸脱氢酶(LDH)
   D. 肌酸激酶(CK)
   E. 心肌肌钙蛋白 T(cTnT)

51. "至虚有盛候"是指
   A. 正气虚极
   B. 真实假虚
   C. 真虚假实
   D. 阳热亢盛
   E. 阴虚阳盛

52. 防治疾病的基本原则是
   A. 补益正气
   B. 祛除邪气
   C. 补其不足
   D. 调整阴阳
   E. 补气养血

53. 宜包煎,可用治淋证、目赤肿痛的药物是
   A. 薏苡仁

B.海金沙

C.车前子

D.瞿麦

E.石韦

54.硫黄的主治病证应除外

A.湿疹

B.阴疽

C.疥癣

D.阳痿

E.疟疾

55.温经汤的药物组成中不包括

A.半夏、甘草

B.干姜、肉桂

C.人参、阿胶

D.丹皮、麦冬

E.当归、芍药

56.四逆散中一升一降配伍的药物是

A.柴胡配芍药

B.柴胡配甘草

C.柴胡配枳实

D.芍药配甘草

E.枳实配芍药

57.下列各项,不属于弦脉临床意义的是

A.肝胆病

B.痰饮

C.疼痛

D.血瘀

E.老年健康者

58.下列各项,不属于痰火扰神证临床表现的是

A.胡言乱语

B.哭笑无常

C.不避亲疏

D.舌苔白腻

E.脉滑数

59.风湿性二尖瓣狭窄的特有体征是

A.心尖部第一心音亢进

B.心尖部舒张期隆隆样杂音

C.心尖部收缩期吹风样杂音

D.胸骨左缘第二肋间隙第二心音亢进伴分裂

E.开瓣音

60.血尿伴剧烈腹痛最常见于

A.肾炎

B.膀胱结核

C.肾肿瘤

D.泌尿系结石

E.过敏性紫癜

61.诊断慢性肺源性心脏病的主要依据是

A.长期肺结核病史

B.长期慢性支气管炎病史

C.肺动脉高压及右心室肥大

D.肺动脉狭窄

E.双下肢浮肿

62.肝癌最常见、最重要的症状与体征是

A.食欲减退

B.进行性肝大及肝区疼痛

C.腹胀、呕吐

D.血性腹水

E.黄疸

63.以利益均衡作为价值判断标准来配置卫生资源,体现的卫生法的基本原则是

A.患者自主原则

B.保护社会健康原则

C.预防为主原则

D.公平原则

E.卫生保护原则

64.《医师法》明确规定,医师在执业过程中应当履行的职责是

A.恪守职业道德

B.遵守执业规范

C.提高执业水平

D.坚持人民至上,生命至上

E.防病治病,保护人民健康

65.具有高等学校医学专科学历,参加中医执业助理医师资格考试的,必须在执业医师指导下,在医疗卫生机构中

A.参加医学专业工作实践满一年

B.参加医学专业工作实践满二年

C.参加医学专业工作实践满三年

D.参加医学专业工作实践满五年

E.参加医学专业工作实践满十年

66.下列各项,属于医患关系基本内容的是

A.技术操作和服务态度

B.技术方面和法律方面

C.法律方面与伦理方面

D.契约关系与人道主义

E.技术关系和非技术关系

67.下列各项,不属于传染病诊治工作道德要求的是

　A.重视消毒隔离

　B.遵守国家相关法律

　C.合理使用医疗资源

　D.具有无私奉献精神

E.严格疫情报告制度

68.下列各项,不属于国际上普遍接受的生命伦理学的基本原则是

　A.仁爱原则

　B.行善原则

　C.公正原则

　D.尊重原则

　E.无伤原则

A2 型选择题(69~100题)

答题说明

每一道试题是以一个小案例出现的,其下面都有 A、B、C、D、E 五个备选答案。请从中选择一个最佳答案。

69.患者,男,54 岁。表情淡漠,神识痴呆,喃喃自语,哭笑无常。属于

　A.狂病

　B.脏躁

　C.痫病

　D.惊风

　E.癫病

70.患者,男,72 岁。症见神情痴呆,表情淡漠,喃喃独语,面色晦暗,舌苔白腻,脉滑。其辨证是

　A.心气虚证

　B.心阳虚证

　C.痰蒙心神证

　D.痰火扰神证

　E.肝郁气滞证

71.患者,男,28 岁。身目发黄,黄色鲜明,身热不扬,腹胀,肢体困重,便溏尿黄,舌红苔黄腻,脉濡数。其辨证是

　A.肝胆湿热证

　B.大肠湿热证

　C.肝火上炎证

　D.湿热蕴脾证

　E.寒湿困脾证

72.患者,女,37 岁。有风湿性心脏病病史,因并发心力衰竭服用地高辛和利尿剂治疗,后症状减轻。近 2 日无明显诱因出现食欲不振、恶心,心电图示频发室早,可能性最大的情况是

　A.病情加重

B.发生洋地黄中毒

C.伴发消化道疾病

D.药物的不良反应

E.洋地黄用量不足

73.患者,男,56 岁。症见节律性上腹痛伴恶心、呕吐、反酸等,胃镜检查诊断为胃溃疡,提示处于活动期的内镜下表现是

　A.黏膜皱襞向溃疡集中

　B.溃疡基底部呈现红色瘢痕

　C.溃疡基底部呈现白色瘢痕

　D.溃疡基底部有白色厚苔

　E.溃疡表浅苔变薄

74.患者,男,54 岁。频发房性早搏,自觉心悸不适,心率90 次/分。可以选用以下哪种药物治疗

　A.普萘洛尔(心得安)

　B.美西律

　C.地西泮(安定)

　D.地高辛

　E.奎尼丁

75.患者,男,25 岁。恶寒发热,头身疼痛,无汗,喘咳,痰涎清稀量多,胸痞,头面四肢浮肿,舌苔白滑,脉浮。治疗应选用

　A.小青龙汤

　B.清气化痰丸

　C.温胆汤

　D.半夏白术天麻汤

　E.止嗽散

76. 患者,男,79 岁。肾气亏虚,大便秘结,小便清长,头目眩晕,腰膝酸软。治疗应首选
    A. 肾气丸
    B. 济川煎
    C. 真武汤
    D. 地黄饮子
    E. 六味地黄丸

77. 患者,男,45 岁。平素肩背酸痛,夜卧复受风邪,左臂疼痛,屈伸不利,舌脉如常。用药应首选
    A. 羌活、独活
    B. 羌活、防风
    C. 羌活、麻黄
    D. 羌活、川芎
    E. 羌活、秦艽

78. 患者,男,76 岁。慢性咳喘 20 年,近来病情加重,胸闷,咳喘,痰多色白,痰浊易咳,大便不畅,舌暗体胖,苔白厚腻,脉滑。用药应首选
    A. 白前、前胡
    B. 苦杏仁、瓜蒌仁
    C. 紫苏子、莱菔子
    D. 陈皮、半夏
    E. 紫菀、款冬花

79. 男,70 岁。因咳嗽、咳痰 30 年,气短 5 年,近期加重前来体检。胸部 X 线片示双肺透光度增加。其胸部查体最可能出现的体征是
    A. 语颤增强
    B. 叩诊过清音
    C. 叩诊实音
    D. 呼吸音增强
    E. 三凹征

80. 患者,男,40 岁。腹部膨隆呈球形,转动体位时形状改变不明显。应首先考虑的是
    A. 肝硬化
    B. 右心功能不全
    C. 缩窄性心包炎
    D. 肾病综合征
    E. 肠麻痹

81. 患者,男,68 岁。腹部痞胀,纳呆呕恶,肢体困重,身热不扬,汗出热不解,尿黄便溏。其舌象应是
    A. 舌红苔黄腻

B. 舌红苔黄糙
    C. 舌绛苔少而干
    D. 舌绛苔少而润
    E. 舌红苔白而干

82. 患者,男,43 岁。精神极度疲惫,神识朦胧,困倦欲睡,肢冷脉微。属于
    A. 心肾不交
    B. 痰湿困脾,清阳不升
    C. 脾失健运,清阳不升
    D. 正气未复
    E. 心肾阳虚,神失温养

83. 患者,男,57 岁。脘部按之有形而胀痛,推之辘辘有声。属于
    A. 气滞
    B. 血瘀
    C. 胃有水饮
    D. 虫积
    E. 食滞胃肠

84. 患者,男,64 岁。间断上腹部疼痛 1 年余,加重 1 个月,伴上腹部饱胀不适,餐后为甚。近来体重减轻约 5kg,粪便时常呈黑色,自服兰索拉唑后症状缓解不明显。应首先考虑的诊断是
    A. 慢性萎缩性胃炎
    B. 胃溃疡
    C. 慢性胆囊炎
    D. 胃癌
    E. 慢性肝炎

85. 患者,女,30 岁。尿痛、尿频、尿急 2 天,伴发热、腰痛、恶心、呕吐,血压 120/80mmHg。尿常规检查:有红细胞、白细胞及白细胞管型。其诊断可能是
    A. 急性膀胱炎
    B. 急性肾盂肾炎
    C. 慢性肾盂肾炎
    D. 急性肾炎
    E. 慢性肾炎

86. 患者,女,23 岁。既往有慢性贫血病史 2 年。近半年乏力,心悸加重。血常规:红细胞 2.2×10^{12}/L,血红蛋白 56g/L,白细胞 2.5×10^9/L,血小板 48.0×10^9/L。骨髓活组织检查:多部位增生重度低下,造血细胞减少。应首选的治疗药

物是

A. 促红细胞生成素

B. 丙酸睾酮

C. 硫酸亚铁片

D. 抗胸腺细胞球蛋白

E. 泼尼松龙

87. 患者,女,34 岁。感受暑湿,症见身热烦渴,小便不利。治疗应首选

A. 六一散

B. 猪苓汤

C. 泻白散

D. 五苓散

E. 二妙散

88. 患者,男,58 岁。胸满而痛,遇冷易诱发,伴下利,口不渴,不欲饮食,舌淡苔白,脉沉细而弦。治疗应选用

A. 大建中汤

B. 小建中汤

C. 厚朴温中汤

D. 吴茱萸汤

E. 理中丸

89. 患者,女,30 岁。胃脘胀痛,牵连胁痛,嗳气频频,舌苔薄白,脉弦。用药应首选

A. 柴胡、青皮

B. 陈皮、枳壳

C. 木香、砂仁

D. 苍术、厚朴

E. 藿香、佩兰

90. 患者,女,22 岁。中午进食鱼虾、螃蟹等海鲜,傍晚自觉腹痛,恶心欲吐,大便稀溏。用药应首选

A. 香薷、甘草

B. 紫苏、生姜

C. 薄荷、连翘

D. 葛根、车前子

E. 延胡索、木香

91. 患者,男,50 岁。有长期吸烟史。近 10 天来出现高调金属样咳嗽,伴杵状指。首先应考虑为

A. 慢性支气管炎

B. 肺炎

C. 肺癌

D. 肺结核

E. 肺脓肿

92. 患者,男,47 岁。水肿,感腹胀、气促,查体示腹部波动感阳性。为鉴别肝性腹水与心源性腹水,首选的检查是

A. 肝颈静脉回流征

B. 心电图

C. 腹部 B 超

D. 胸部 X 线片

E. 腹腔穿刺

93. 患者,女,28 岁。月经提前 1 周,经量多,色鲜红,腰膝酸痛,五心烦热,舌质红,脉细数。下列各项,哪组药不可选用

A. 生地黄、牡丹皮

B. 牡丹皮、地骨皮

C. 茜草、蒲黄

D. 小蓟、旱莲草

E. 艾叶、炮姜

94. 患者,男,32 岁。两目模糊,视物不清,目赤肿痛,迎风流泪,头晕、头痛,脉浮数。用药应首选

A. 熟地黄、枸杞子、桑椹

B. 菊花、桑叶、蝉蜕

C. 牛蒡子、薄荷、辛夷

D. 羌活、白芷、细辛

E. 荆芥、防风、牛蒡子

95. 患者,男,31 岁。患外感热证,兼见喘咳,气不能接续,甚则心悸气短。属于

A. 实中夹虚

B. 虚中夹实

C. 真虚假实

D. 真实假虚

E. 因虚致实

96. 患者,女,36 岁。月经淋漓不断,经血色淡,面色萎黄,神疲乏力,气短懒言,食少便溏,舌淡无苔,脉沉细无力。属于

A. 脾不统血

B. 脾肾阳虚

C. 阴阳两虚

D. 脾肺气虚

E. 肝血不足

97. 患者,女,46 岁。心悸、乏力、食欲亢进 2 年。查体:眼裂增大,呈惊恐貌,甲状腺Ⅱ度肿大,心尖

区可闻及 3/6 级收缩期杂音,心率 104 次/分,律整,血压 150/75mmHg。应首先考虑的诊断是

A. 甲状腺功能亢进症

B. 单纯性甲状腺肿

C. 神经症

D. 结核病

E. 风湿热

98. 患者,女,23 岁。被人发现时躺在地板上,呈昏迷状态,口吐白沫。查体:神志不清,两瞳孔针尖大小,口唇发绀,两肺满布水泡音,心率 60 次/分,肌肉震颤。应首先考虑的诊断是

A. 癫痫大发作

B. 肝昏迷

C. 尿毒症

D. 有机磷农药中毒

E. 安眠药中毒

99. 患者,男,60 岁。呛咳少痰,气短自汗,口干舌燥,苔薄少津,脉虚数,证属久咳肺虚,气阴两伤。治疗应首选

A. 天王补心丹

B. 四物汤

C. 酸枣仁汤

D. 生脉散

E. 朱砂安神丸

100. 患者月经提前,心悸怔忡,健忘不眠,食少体倦,面色萎黄。治疗应首选

A. 牡蛎散

B. 归脾汤

C. 补中益气汤

D. 四物汤

E. 黄土汤

A3 型选择题(101~112 题)

答题说明

以下提供若干个案例,每个案例下设 3 道考题。请根据题干所提供的信息,在每一道考题下面的 A、B、C、D、E 五个备选答案中选择一个最佳答案。

(101~103 题共用题干)

患者,男,67 岁。慢性咳嗽、咳痰 20 余年,活动后气急 4 年。查体:双肺散在干、湿啰音,心脏正常。血常规:白细胞 9.0×10^9/L。胸部 X 线片:双肺中下叶纹理增强。

101. 该患者最可能的诊断是

A. 支气管哮喘

B. 支气管扩张

C. 慢性阻塞性肺疾病

D. 细菌性肺炎

E. 支气管内膜结核

102. 该患者做胸部 X 线检查的目的是

A. 确定诊断

B. 了解病情变化

C. 帮助判定预后

D. 疗效的客观指标

E. 鉴别诊断和确定有无并发症

103. 该患者最主要的治疗措施是

A. 应用支气管舒张剂

B. 应用糖皮质激素

C. 低流量吸氧

D. 控制感染

E. 中药治疗

(104~106 题共用题干)

患者,女,69 岁。干咳,有少量白色泡沫痰,无吐血及痰中带血 2 个月,伴发热、胸痛 2 天。查体:左下肺呼吸音减弱。心电图无异常。胸部 X 线片:左下肺有一直径 3.0cm 的阴影,呈分叶状,边缘不光滑。

104. 该患者最可能的诊断是

A. 肺炎

B. 肺脓肿

C. 肺结核

D. 肺癌

E. 肺错构瘤

105. 为进一步明确诊断,应做的检查是

A. 痰细菌培养

B. 纤维支气管镜

C. 核素扫描

D. 胸部 CT

E. MRI

106. 该患者最佳的治疗方法是

    A. 放疗

    B. 化疗

    C. 放疗加化疗

    D. 免疫治疗

    E. 左肺下叶切除术

(107~109 题共用题干)

患者,男,70 岁。急性前壁心肌梗死 7 小时,就诊时突然心悸,无头晕。查体:血压 100/70mmHg,双肺呼吸音清,心率 88 次/分,律不齐。心电监测:频发室性期前收缩。

107. 控制该患者心律失常最适宜的治疗措施是

    A. 静脉注射胺碘酮

    B. 静脉注射肾上腺素

    C. 静脉推注普罗帕酮

    D. 皮下注射阿托品

    E. 静脉推注毛花苷丙

108. 如患者心悸进行性加重,伴喘憋,不能平卧。查体:血压 90/60mmHg。端坐位,急性病容,双下肺可闻及湿啰音,心率 105 次/分,律不齐。心电监测提示频发室性期前收缩。该患者喘憋的最可能原因是

    A. 急性肺部感染

    B. 急性左心衰

    C. 急性肺栓塞

    D. 气胸

    E. 支气管哮喘

109. 如患者喘憋进行性加重,意识模糊。查体:血压

70/40mmHg,心电监测提示室性心动过速。该患者最适宜的治疗措施是

    A. 静脉推注胺碘酮

    B. 同步直流电复律

    C. 非同步直流电复律

    D. 静脉推注利多卡因

    E. 非同步交流电复律

(110~112 题共用题干)

患者,男,53 岁。肝硬化腹水 1 年,近 1 周出现腹胀、发热,偶有呼吸困难,腹水较前增多,心率 96 次/分。应用呋塞米治疗 2 天后出现沉默寡言,性格改变。

110. 目前最可能的诊断是

    A. 肝癌破裂

    B. 脾周围炎

    C. 自发性腹膜炎

    D. 并发心力衰竭

    E. 肝脓肿

111. 下列最可能正常的检查是

    A. 脑电图

    B. 血氨测定

    C. 血钾、钠、氯测定

    D. 扑翼样震颤检查

    E. 腹水常规

112. 下列治疗不合适的是

    A. 静脉补钾

    B. 早期、足量、联合应用抗生素

    C. 乳果糖口服

    D. 精氨酸静脉滴注

    E. 复方氨基酸静脉滴注

B1 型选择题(113~150 题)

答题说明
以下提供若干组考题,每组考题共用在考题前列出的 A、B、C、D、E 五个备选答案。请从中选择一个最佳答案。某个备选答案可能被选择一次、多次或不被选择。

    A. 阳中求阴

    B. 阳病治阴

    C. 阴阳双补

    D. 阴病治阳

    E. 阴病治阴

113. 根据阴阳互根互用确定的治法是

114. 适用于阳偏衰的治法是

    A. 玉女煎

    B. 清营汤

    C. 泻白散

    D. 青蒿鳖甲汤

    E. 导赤散

115. 以清胃凉血为主要功用的方剂是

116. 以养阴透热为主要功用的方剂是

    A. 红霉素

    B. 青霉素

    C. 头孢他啶

    D. 庆大霉素

    E. 万古霉素

117. 治疗肺炎链球菌肺炎的首选抗生素是

118. 治疗肺炎支原体肺炎的首选抗生素是

    A. 干扰素

    B. 利巴韦林

    C. 奥司他韦

    D. 拉米夫定

    E. 沙奎那韦

119. 流行性出血热抗病毒治疗首选的药物是

120. 流感抗病毒治疗首选的药物是

    A. HBsAg 阳性

    B. 抗 – HBs 阳性

    C. 抗 – HBe 阳性

    D. 抗 – HBc 阳性

    E. HBeAg 阳性

121. 表明对乙型肝炎病毒(HBV)有免疫力的指标是

122. 反映乙型肝炎病毒(HBV)复制减少、传染性降低的指标是

    A. 肺热咳嗽

    B. 肠燥便秘

    C. 肺虚久咳

    D. 瘀血疼痛

    E. 胃寒呕吐

123. 白茅根的主治病证是

124. 蒲黄的主治病证是

    A. 风痰阻络

    B. 阴虚火旺

    C. 热入心包

    D. 心脾热盛

    E. 中风先兆

125. 歪斜舌的临床意义是

126. 舌体强硬而胖大,舌苔厚腻的临床意义是

    A. 胆

    B. 胃

    C. 小肠

    D. 三焦

    E. 膀胱

127. "水谷之海"指的是

128. "州都之官"指的是

    A. 理中丸

    B. 桂枝人参汤

    C. 小建中汤

    D. 大建中汤

    E. 附子理中丸

129. 具有温中散寒、补气健脾功效的方剂是

130. 具有温中补虚、和里缓急功效的方剂是

    A. β 受体阻断药

    B. 钙拮抗药

    C. 血管紧张素转化酶抑制剂

    D. 利尿剂

    E. α 受体拮抗药

131. 高血压伴动脉粥样硬化时,首选的治疗药物是

132. 高血压伴冠心病心肌梗死、心率加快时,首选的治疗药物是

    A. 高热、出血、肾损害

    B. 高热、惊厥、休克、呼吸衰竭

    C. 心悸、气促、相对缓脉

    D. 高热、瘀斑、休克、呼吸衰竭

    E. 高热、皮疹、脾大

133. 暴发型流脑的临床特点是
134. 流行性出血热的临床特点是

   A. ST 段下垂型压低
   B. ST 段上抬型压低
   C. ST 段抬高,对应导联 ST 段压低
   D. ST 段弓背向上抬高
   E. ST 段弓背向下抬高

135. 典型心绞痛的心电图特点是
136. 变异型心绞痛的心电图特点是

   A. 阿胶
   B. 白芍
   C. 当归
   D. 熟地黄
   E. 何首乌

137. 治疗血瘀证,应选用的药物是
138. 治疗出血证,应选用的药物是

   A. 肺肾气虚证
   B. 肺气虚证
   C. 脾肺气虚证
   D. 心肺气虚证
   E. 肾气不固证

139. 久病咳喘,乏力少气,呼多吸少,自汗耳鸣,舌淡脉弱。其辨证是
140. 久病咳喘,胸闷心悸,乏力少气,自汗声低,舌淡脉弱。其辨证是

   A. 正盛邪退
   B. 邪去正虚
   C. 邪盛正衰
   D. 邪正相持
   E. 正虚邪恋

141. 疾病治疗及时,趋于好转痊愈的病机是
142. 疾病后期,遗留某些后遗症的病机是

   A. 半夏
   B. 瓜蒌
   C. 天南星
   D. 川贝母
   E. 桔梗

143. 治疗痰热咳嗽,应选用的药物是
144. 治疗阴虚燥咳,应选用的药物是

   A. 清热解毒,开窍醒神
   B. 清热解毒,开窍安神
   C. 安神定惊,化痰开窍
   D. 清热解毒,化浊开窍
   E. 辟秽解毒,化痰开窍

145. 安宫牛黄丸的功用是
146. 至宝丹的功用是

   A. 预防为主
   B. 紧张有序
   C. 及时准确
   D. 依靠科学
   E. 严谨细致

147. 属于突发公共卫生事件应急工作方针的是
148. 属于突发公共卫生事件应急工作原则的是

   A. 医学关系中的主体在道义上应享有的权利和利益
   B. 医学关系中的主体在道义上应履行的职责和使命
   C. 医学关系中的主体对应尽义务的自觉认识和自我评价的能力
   D. 医学关系中的主体因履行道德职责受到褒奖而产生的自我赞赏
   E. 医学关系中的主体在医疗活动中对自己和他人关系的内心体验和感受

149. 作为医学伦理学基本范畴的"良心"是指
150. 作为医学伦理学基本范畴的"情感"是指

A1 型选择题(1～25 题)

答题说明

每一道试题下面有 A、B、C、D、E 五个备选答案。请从中选择一个最佳答案。

---

1. 咳嗽的基本病机是
   A. 外邪袭肺,肺气不宣
   B. 内邪干肺,肺气胀满
   C. 邪犯于肺,肺气上逆
   D. 痰湿蕴肺,肺气郁闭
   E. 痰阻气闭,肺气阻滞

2. 心悸心阳不振证的主症特点是
   A. 心悸不宁,善惊易恐
   B. 心悸气短,倦怠乏力
   C. 心悸不安,面白肢冷
   D. 心悸气急,胸闷痞满
   E. 心悸时作,胸闷烦躁

3. 按公式计算,5 岁小儿的正常身高是
   A. 85cm
   B. 90cm
   C. 95cm
   D. 100cm
   E. 105cm

4. 治疗水肿气阴两虚证,应首选的方剂是
   A. 知柏地黄丸
   B. 防己黄芪汤合五苓散
   C. 真武汤合黄芪桂枝五物汤
   D. 实脾饮
   E. 六味地黄丸加黄芪

5. 根据骨度分寸,腘横纹(平髌尖)至外踝尖的距离是
   A. 12 寸
   B. 13 寸
   C. 14 寸
   D. 16 寸
   E. 19 寸

6. 根据腧穴主治规律,手三阴经腧穴共同的主治病证是
   A. 头面病
   B. 颈项病
   C. 胸部病
   D. 腹部病
   E. 神志病

7. 下列各项,属于经行乳房胀痛常见病因的是
   A. 气血虚弱
   B. 阴虚血热
   C. 肝肾亏损
   D. 肾气亏损
   E. 湿热阻滞

8. 下列哪项不是月经先期肝郁血热证的主症
   A. 月经提前
   B. 经量或多或少
   C. 经色淡,质稀
   D. 心烦易怒
   E. 口苦咽干

9. 颈痈的治疗宜选用
   A. 五味消毒饮
   B. 黄连解毒汤
   C. 仙方活命饮
   D. 牛蒡解肌汤
   E. 普济消毒饮

10. 石瘿应首选的治疗措施是
    A. 早期中药外敷
    B. 早期中药内治
    C. 早期手术切除
    D. 早期化学治疗
    E. 早期放射治疗

11. 头痛的辨证,应首辨的是
    A. 脏腑经络
    B. 寒热缓急
    C. 外感内伤
    D. 虚实缓急
    E. 寒热虚实

12. 黄疸的治疗原则是
    A. 清热化湿退黄
    B. 化湿邪,利小便
    C. 健脾温化退黄
    D. 清热解毒退黄
    E. 健脾养血,利湿退黄

13. 治疗小儿风寒咳嗽,应首选
    A. 桑菊饮
    B. 清宁散
    C. 桑杏汤
    D. 金沸草散
    E. 桑白皮汤

14. 治疗鹅口疮心脾积热证,应首选
    A. 凉膈散
    B. 泻黄散
    C. 清热泻脾散
    D. 泻心导赤散
    E. 知柏地黄丸

15. 善治月经过多、崩漏的腧穴是
    A. 大都
    B. 太白
    C. 公孙
    D. 隐白
    E. 漏谷

16. 治疗眩晕实证的主穴是
    A. 风池、百会、太阳、列缺
    B. 风池、头维、太阳、百会
    C. 风池、百会、内关、太冲
    D. 风池、百会、肝俞、肾俞
    E. 百会、内关、后溪、水沟

17. 下列属于妊娠恶阻发病机理的是
    A. 肝失条达,气机郁滞
    B. 冲气上逆,胃失和降
    C. 脾胃虚弱,肝气偏旺
    D. 重伤津液,胃阴不足
    E. 痰湿内停,阻滞胃脘

18. 治疗经行身痛血瘀证,应首选的方剂是
    A. 当归芍药散
    B. 趁痛散
    C. 加味四妙散
    D. 身痛逐瘀汤
    E. 少腹逐瘀汤

19. 蛇串疮的皮损特点是
    A. 瘙痒性风团,发无定处,骤起骤退
    B. 皮肤黏膜交界处成群的水疱

C. 皮肤浅在性脓疱和脓痂
D. 带状分布的红斑、成簇的水疱
E. 对称分布,多形损害,剧烈瘙痒

20. 治疗虫咬皮炎热毒蕴结证,应首选的方剂是
    A. 五味消毒饮合清营汤
    B. 黄连解毒汤合犀角地黄汤
    C. 五味消毒饮合黄连解毒汤
    D. 仙方活命饮合清营汤
    E. 银翘散合消风散

21. 下列各项,属于淋证主要病理因素的是
    A. 风湿
    B. 湿热
    C. 痰浊
    D. 瘀血
    E. 气滞

22. 治疗胃痛脾胃虚寒证,应首选
    A. 小建中汤
    B. 理中丸
    C. 附子理中丸
    D. 良附丸
    E. 黄芪建中汤

23. 治疗便秘气秘证,除主穴外,还应选取的配穴是
    A. 合谷、曲池
    B. 太冲、中脘
    C. 神阙、关元
    D. 脾俞、气海
    E. 照海、太溪

24. 针灸治疗气血不足型痛经,应选取的主穴是
    A. 带脉、中极、阴陵泉
    B. 三阴交、足三里、次髎
    C. 足三里、肝俞、脾俞
    D. 三阴交、足三里、关元
    E. 关元、三阴交、肾俞

25. 针刺环跳穴,最适宜的进针方法是
    A. 指切进针法
    B. 夹持进针法
    C. 舒张进针法
    D. 提捏进针法
    E. 单手进针法

A2 型选择题(26 ~ 78 题)

> **答题说明**
>
> 每一道试题是以一个小案例出现的,其下面都有 A、B、C、D、E 五个备选答案。请从中选择一个最佳答案。

26. 患者,女,25 岁。发热恶寒 1 天,无汗,头痛身痛,鼻塞声重,时流清涕,咽痒咳嗽,咳痰稀薄色白,舌苔薄白而润,脉浮紧。治疗应首选
    A. 银翘散
    B. 加减葳蕤汤
    C. 荆防达表汤
    D. 新加香薷饮
    E. 参苏饮

27. 患者,女,63 岁。咳嗽反复发作半年,咳声重浊,痰多色白,痰出咳平,每于早晨咳甚痰多,胸闷脘痞,呕恶食少,舌苔白腻,脉象濡滑。其证候是
    A. 肝火犯肺证
    B. 痰湿蕴肺证
    C. 痰热郁肺证
    D. 肺阴亏耗证
    E. 风热犯肺证

28. 患者,男,60 岁。两耳听力下降 5 个月,伴耳鸣如蝉,腰膝酸软,脉沉细。治疗应选取
    A. 手、足厥阴经穴为主,兼取手少阳经穴
    B. 手、足少阴经穴为主,兼取手少阳经穴
    C. 手、足太阳经穴为主,兼取足少阴经穴
    D. 手、足少阳经穴为主,兼取足少阴经穴
    E. 足厥阴、足少阴经穴为主,兼取手少阳经穴

29. 患者因肺肾阴虚,虚火妄动,脉络受伤而致咯血。治疗应首选
    A. 孔最
    B. 梁丘
    C. 隐白
    D. 曲泽
    E. 定喘

30. 患者,女,23 岁。月经提前 10 余天,量多,经色淡红、质清稀,伴神疲肢倦,气短懒言,小腹空坠,纳少便溏,舌淡红苔薄白,脉细弱。其治法是
    A. 益气养血,止血调经
    B. 补益脾气,调经止血
    C. 补益脾肾,摄血调经
    D. 补益肾气,固冲调经
    E. 补脾益气,摄血调经

31. 患者,女,60 岁。既往有足癣病史,1 周前左脚第 1、2 趾缝间作痒,糜烂加重。2 天前左大趾至小腿内侧出现一条红线,宽约 3mm,色红灼热,硬结清楚,压痛明显,并伴有左腹股沟结块疼痛。其诊断是
    A. 丹毒
    B. 烂疔
    C. 类丹毒
    D. 红丝疔
    E. 附骨疽

32. 患儿,女,4 岁。发热 2 天,低热,恶寒,无汗,鼻塞流涕,喷嚏较剧,痰多,痰白清稀,舌红,苔薄白。治疗应在疏风解表的基础上加用
    A. 桑菊饮
    B. 三拗汤
    C. 桑杏汤
    D. 桑白皮汤
    E. 麻杏石甘汤

33. 患者,男,45 岁。喉中痰涎壅盛,声如哨笛,喘急胸满,但坐不得卧,咳痰不利,无明显寒热倾向,发病急,常倏忽来去,发作前自觉目、耳、咽痒,喷嚏,流涕,舌苔厚浊,脉滑实。治疗应首选的方剂是
    A. 射干麻黄汤
    B. 定喘汤
    C. 三子养亲汤
    D. 六君子汤
    E. 平喘固本汤

34. 患者,男,42 岁。咳嗽痰少,痰中带血或反复咳血,血色鲜红,口干咽燥,颧红,潮热盗汗,舌质红,脉细数。其治法是
    A. 润燥止咳,宁络止血
    B. 滋阴润肺,凉血止血
    C. 养阴清肝,凉血止血
    D. 养阴润燥,化瘀止血
    E. 清热润肺,化瘀止血

35. 患者,女,27 岁。妊娠 7 个月,检查发现胎位不正。纠正胎位应首选

A. 太冲

B. 中脘

C. 昆仑

D. 少泽

E. 至阴

A. 心脾两虚证

B. 肝火扰心证

C. 痰热扰心证

D. 心胆气虚证

E. 心肾不交证

36. 患者,男,30 岁。昨日起胃脘胀痛,饮食不下,今天见呕吐频频。治疗应首选

A. 内庭

B. 丰隆

C. 太冲

D. 内关

E. 合谷

37. 患者,女,25 岁。经来无定期,经血突然暴崩如注,血色深红,质稠,口渴烦热,便秘溺黄,舌红,苔黄,脉滑数。其治法是

A. 滋肾益阴,固冲止血

B. 养阴清热,固冲止血

C. 清热凉血,固冲止血

D. 清热利湿,凉血止血

E. 清热益阴,凉血止血

38. 患者,女,25 岁。右乳肿块 2 年。初起肿块如花生粒大小,逐渐增大,近期伴乳房坠胀疼痛,胸闷叹息,烦躁易怒,月经不调。查右乳外侧肿块呈圆形,直径约 4cm,质韧硬,表面光滑,推之活动,无压痛,乳头及腋下未见异常,苔薄,脉弦滑。其中医诊断及主治方剂为

A. 乳核,逍遥散合桃红四物汤加减

B. 乳漏,六味地黄汤合清骨汤加减

C. 粉刺性乳痈,柴胡清肝汤加减

D. 乳痨,开郁散合消瘰丸加减

E. 乳癖,逍遥蒌贝散加减

39. 患儿,女,1 岁。腹泻 2 个月,形神疲惫,嗜睡露睛,食入即泻,大便清稀,舌淡苔白,脉细弱。治疗应首选的方剂是

A. 回阳救逆汤

B. 缓肝理脾汤

C. 附子理中丸合四神丸

D. 固真汤

E. 四逆汤合生脉散

40. 患者,女,30 岁。多梦易醒,心悸健忘,眩晕,肢倦神疲,纳呆,面色少华,舌淡,苔薄,脉细弱。其辨证是

41. 患者,女,38 岁。心悸 6 年,善惊易恐,坐卧不安,多梦易醒,舌苔薄白,脉虚数。其辨证是

A. 心血亏虚证

B. 阴虚火旺证

C. 心虚胆怯证

D. 血脉瘀阻证

E. 水饮凌心证

42. 患者,女,50 岁。因恼怒致胃脘胀痛,嗳气,呕酸。舌苔薄白,脉弦。依据"近部取穴"的原则,治疗应首选

A. 足三里

B. 膻中

C. 太冲

D. 天枢

E. 中脘

43. 患者,男,56 岁。小便欲解不爽,排尿无力,甚则点滴不通,小腹胀满,精神不振,面色㿠白,腰膝酸软,少气懒言,舌淡苔微腻,脉细缓。治疗宜采用

A. 毫针深刺

B. 三棱针放血

C. 梅花针叩刺

D. 电针

E. 灸法

44. 患者,女,28 岁,已婚。停经 45 天,1 周前查尿妊娠试验阳性,近 2 天恶心,呕吐酸水,恶闻油腻,口干口苦,胸满胁痛,舌淡红,苔微黄,脉弦滑。治疗应首选的方剂是

A. 香砂六君子汤

B. 橘皮竹茹汤

C. 左金丸

D. 小半夏加茯苓汤

E. 加味温胆汤

45. 患者,女,32 岁。左乳肿块红肿疼痛 1 周,肿块周围皮肤色红,肿块质软,有波动感。伴高热不退,口渴,苔黄,脉弦数,治宜

A. 足量应用抗生素

B. 针刺肩井、膻中、足三里

C. 金黄散外敷

D. 局部理疗

E. 切开引流

46. 患儿,男,3 岁。形体明显消瘦,面色萎黄,肚腹膨胀,青筋渐露,毛发稀疏结穗,精神烦躁,夜卧不宁,动作异常,食欲不振,舌淡苔腻,脉沉细而滑。治疗应首选的方剂是

A. 消乳丸

B. 保和丸

C. 健脾丸

D. 理中丸

E. 肥儿丸

47. 患者,男,34 岁。突感身热 1 天,微恶风,汗少,肢体酸重,头昏胀痛,渴不多饮,胸闷脘痞,大便溏,舌苔薄黄而腻,脉濡数。治疗应首选的方剂是

A. 竹叶石膏汤

B. 九味羌活汤

C. 藿香正气散

D. 新加香薷饮

E. 银翘散

48. 患者,男,49 岁。头痛且空,眩晕耳鸣,腰膝酸软,神疲乏力,滑精,舌红少苔,脉细无力。治疗应首选的方剂是

A. 天麻钩藤饮

B. 通窍活血汤

C. 加味四物汤

D. 当归补血汤

E. 大补元煎

49. 患者,男,59 岁。自觉左眼流泪不适,左侧面部麻木,口唇不适,喝水外漏,食停颊部 10 天。检查:左眼不能闭合,左侧额纹消失,左侧鼻唇沟变浅,左侧口角向下歪斜。诊断为面瘫,应用电针治疗,适宜的波型是

A. 密波

B. 疏波

C. 疏密波

D. 断续波

E. 锯齿波

50. 患者,男,53 岁。一侧头痛反复发作,并常伴恶心、呕吐,对光及声音过敏。针灸治疗除局部选

穴外,宜主取

A. 督脉及手、足太阳经穴

B. 督脉及手、足少阳经穴

C. 督脉及手、足阳明经穴

D. 足厥阴及手、足阳明经穴

E. 足厥阴及手、足少阳经穴

51. 患者,女,24 岁,已婚。妊娠 4 个月,肢体肿胀,肿势从足部逐渐发展到腿部,皮色不变,随按随起,胸闷胁胀,头晕胀痛,舌苔薄腻,脉弦滑。治疗应首选的方剂是

A. 健脾利水汤

B. 真武汤

C. 天仙藤散

D. 猪苓汤

E. 白术散

52. 患者,女,30 岁。左颈部核桃大小卵圆形肿物,不红、不热,随吞咽上下移动,舌苔白腻,脉弦。治疗应首选的方剂是

A. 逍遥散合瓜蒌牛蒡汤

B. 逍遥散合海藻玉壶汤

C. 四海舒郁丸

D. 逍遥蒌贝散

E. 柴胡疏肝散合瓜蒌牛蒡汤

53. 患儿,男,5 岁。夜间遗尿,日间尿频而量多,经常感冒,面色少华,神疲乏力,食欲不振,大便溏薄,舌质淡红,苔薄白,脉沉无力。治疗应首选的方剂是

A. 八珍汤

B. 知柏地黄丸

C. 补中益气汤合缩泉丸

D. 龙胆泻肝汤

E. 菟丝子散

54. 患者,女,25 岁。反复脘闷不舒 5 年,脘腹满闷,时轻时重,纳呆便溏,神疲乏力,少气懒言,舌质淡,苔薄白,脉细弱。治疗应首选的方剂是

A. 二陈平胃汤

B. 补中益气汤

C. 一贯煎

D. 黄连温胆汤

E. 香砂六君子汤

55. 患者,男,30 岁。昨日不慎受凉,今日突然呕吐,胸脘满闷,发热恶寒,头身疼痛,舌苔白腻,脉濡

缓。其诊断是

A. 呕吐外邪犯胃证

B. 呕吐痰饮中阻证

C. 呕吐脾胃阳虚证

D. 感冒风寒束表证

E. 胃癌痰湿中阻证

56. 患者,男,29岁。腰部冷痛重着,拘挛不可俯仰,舌淡苔白,脉紧。针灸治疗除阿是穴、大肠俞、委中外,还应选取

A. 膈俞、次髎

B. 命门、腰阳关

C. 肾俞、足三里

D. 肾俞、太溪

E. 悬钟、申脉

57. 患者,女,26岁。每至经期出现腹痛,痛势绵绵,月经色淡、量少,伴面色苍白,倦怠无力,舌淡,脉细弱。治疗除选取三阴交、关元、足三里外,还宜选取

A. 太冲、血海

B. 关元、归来

C. 太冲、气海

D. 太溪、肾俞

E. 气海、脾俞

58. 患者,女,32岁,已婚。新产后,高热寒战,热势不退,小腹疼痛拒按,恶露量多,色紫暗如败酱,气臭秽,心烦口渴,舌红苔黄,脉数有力。其辨证是

A. 热入营血证

B. 感染邪毒证

C. 外感证

D. 血瘀证

E. 血虚证

59. 患者,女,29岁。产后哺乳期2个月,右侧乳房肿胀疼痛2天,乳汁郁结成块,皮色微红,伴恶寒发热,周身疼痛,苔薄,脉数。治疗应首选的方剂是

A. 瓜蒌牛蒡汤

B. 透脓散

C. 托里消毒散

D. 橘叶散

E. 柴胡疏肝散

60. 患儿,女,6岁。高热不退,烦躁谵妄,皮疹稠密,

聚集成片,色泽紫暗,舌质红绛,苔黄起刺,脉数有力。治疗应首选的方剂是

A. 羚角钩藤汤

B. 清咽下痰汤

C. 麻杏甘石汤

D. 沙参麦冬汤

E. 清解透表汤

61. 患者,女,45岁。黄疸消退后,脘腹痞闷,肢倦乏力,胁肋隐痛不适,饮食欠香,大便不调,舌苔薄白,脉细弦。其辨证是

A. 湿热留恋证

B. 脾虚湿滞证

C. 寒湿阻遏证

D. 气滞血瘀证

E. 肝脾不调证

62. 患者,女,63岁。小便浑浊日久不已,反复发作,尿出如脂,上有浮油,置之沉淀,有絮状凝块,涩痛不甚,形体日见消瘦,头昏无力,腰膝酸软,舌淡,苔腻,脉细无力。其诊断是

A. 气淋实证

B. 气淋虚证

C. 膏淋实证

D. 膏淋虚证

E. 劳淋

63. 患者,男,31岁。大便干结,腹胀腹痛,口干口臭,小便短赤,舌红,苔黄燥,脉滑实。治疗应选取的主穴是

A. 天枢、大肠俞、上巨虚、支沟

B. 合谷、脾俞、天枢、公孙

C. 太冲、中脘、足三里、支沟

D. 神阙、关元、足三里、中脘

E. 公孙、气海、三阴交、内关

64. 患者,女,56岁。3年来腰部时常酸痛,腰部肌肉僵硬,久坐加重,舌质淡暗,边有瘀点。针灸治疗除主穴外,还应加取

A. 膈俞、次髎

B. 肾俞、足三里

C. 命门、腰阳关

D. 悬钟、太冲

E. 肾俞、太溪

65. 患者,女,18岁,未婚。每逢经期鼻衄,量中等,经行量少,色鲜,伴心烦易怒,两胁胀痛,舌红,苔

黄,脉弦数。治疗应首选的方剂是

A.清肝引经汤

B.加味逍遥散

C.顺经汤

D.清经散

E.清热固经汤

66.患者,男,30 岁。不洁性交后 3 个月,冠状沟出现数个菜花状丘疹,色淡红,质柔软,舌质红,苔薄白,脉弦。其诊断是

A.梅毒

B.生殖器疱疹

C.淋病

D.尖锐湿疣

E.艾滋病

67.患儿,男,2 岁。易发腹泻,体重不增,面色少华,毛发稀疏,不思饮食,急躁易怒,大便稀溏,舌淡红,苔薄白,指纹淡。其诊断是

A.厌食,脾胃气虚证

B.积滞,脾虚夹积证

C.疳证,疳气证

D.疳证,疳积证

E.疳证,干疳证

68.患者,男,38 岁。反复肢体水肿 5 年,腰以下为甚,按之凹陷不易恢复,纳减便溏,神疲乏力,四肢倦怠,小便短少,舌质淡,苔白腻,脉沉缓。其诊断是

A.水肿水湿浸渍证

B.癃闭脾气不升证

C.水肿脾阳虚衰证

D.癃闭膀胱湿热证

E.淋证劳淋

69.患者,女,42 岁。长期情绪不宁,多思善疑,头晕神疲,心悸胆怯,失眠健忘,纳差,面色不华,舌质淡,苔薄白,脉细。其治法是

A.健脾养心,补益气血

B.补肾益气,养心安神

C.清热化痰,宁心安神

D.活血化瘀,理气通络

E.甘润缓急,养心安神

70.患者,女,36 岁。寐而易醒,头晕耳鸣,腰膝酸软,五心烦热,舌红,脉细数。针灸治疗除主穴外,还应选取

A.行间、侠溪

B.心俞、脾俞

C.心俞、胆俞

D.太溪、肾俞

E.足三里、内关

71.患者,男,24 岁。头痛,以前额为主,阵阵发作,每遇风吹、受寒时疼痛加重,痛如锥刺,舌苔薄白,脉弦。治疗应首选

A.头临泣、率谷、风池、阿是穴

B.百会、通天、太冲、阿是穴

C.神庭、百会、风池、阿是穴

D.上星、头维、合谷、阿是穴

E.上星、前顶、风池、阿是穴

72.患者,女,30 岁,已婚。婚久不孕,形体肥胖。经期延后,带下量多,色白质黏,头晕心悸,胸闷泛恶,面色㿠白,舌淡胖,苔白腻,脉滑。治疗应首选的方剂是

A.苍附导痰丸

B.启宫丸

C.丹溪治湿痰方

D.开郁二陈汤

E.陈夏六君子汤

73.患者,男,40 岁。急性子痈 2 天,恶寒发热,左侧附睾肿大疼痛,疼痛引及子系(精索),舌红苔黄腻,脉滑数。治疗应首选的方剂是

A.透脓散

B.滋阴除湿汤

C.萆薢化毒汤

D.五味消毒饮

E.枸橘汤

74.患儿,女,5 岁。臀部及下肢紫癜 1 天,呈对称性,色鲜红,瘙痒,发热,舌红,苔薄黄,脉浮数。治疗应首选的方剂是

A.犀角地黄汤

B.连翘败毒散

C.归脾汤

D.化斑汤

E.大补阴丸

75.患者,女,23 岁。月经周期提前 10 余天,月经量少色淡,伴神疲气短,舌淡,脉细弱。治疗除主穴外,还应选取的配穴是

A.脾俞、足三里

B.肾俞、太溪

C.气海、胃俞

D.肾俞、命门

E.太冲、期门

76.患者,男,34岁。咽干微肿,疼痛以午后、入夜尤甚,伴手足心热,舌红少苔,脉细数。治疗应选取的主穴是

　　A.风池、外关、内庭、鱼际

　　B.少商、合谷、尺泽、关冲

　　C.太溪、照海、列缺、鱼际

　　D.少商、商阳、照海、列缺

　　E.商阳、关冲、照海、太溪

77.患者,男,65岁。5天来双膝关节、肌肉疼痛酸楚,屈伸不利,疼痛呈游走性,初起恶风、发热,

舌苔薄白,脉浮。治疗应首选的方剂是

　　A.薏苡仁汤

　　B.防风汤

　　C.乌头汤

　　D.宣痹汤

　　E.独活寄生汤

78.患者,男,30岁。左耳听力减退,兼见畏寒、发热,舌红,苔薄,脉浮数。治疗除听会、翳风外,还应选取的腧穴是

　　A.气海、足三里

　　B.中渚、侠溪

　　C.行间、丘墟

　　D.丰隆、阴陵泉

　　E.太溪、肾俞

A3型选择题(79～120题)

答题说明

以下提供若干个案例,每个案例下设3道考题。请根据题干所提供的信息,在每一道考题下面的A、B、C、D、E五个备选答案中选择一个最佳答案。

(79～81题共用题干)

患者,女,60岁。既往有反复尿路感染病史5年。3天前因劳累而复发,症见小便淋沥不已,遇劳即发,时作时止,伴腰膝酸软,神疲乏力,舌淡,脉细弱。

79.其辨证是

　　A.热淋

　　B.血淋

　　C.气淋

　　D.膏淋

　　E.劳淋

80.其治法是

　　A.补气益血

　　B.补脾益肾

　　C.补益肝肾

　　D.健脾补肺

　　E.补肺益肾

81.治疗应首选的方剂是

　　A.无比山药丸

　　B.八珍汤

　　C.河车大造丸

　　D.金匮肾气丸

　　E.附子理中丸

(82～84题共用题干)

患者,男,21岁。哮喘1天,气粗息涌,喉中哮鸣音,呛咳阵作,咳痰色黄,黏油稠厚,烦闷不安,汗出,口苦,舌质红,苔黄腻,脉弦滑。

82.其诊断是

　　A.哮病热哮证

　　B.哮病寒哮证

　　C.喘证风寒壅肺证

　　D.喘证痰热郁肺证

　　E.喘证痰浊阻肺证

83.其治法是

　　A.温肺散寒,化痰平喘

　　B.清热宣肺,化痰定喘

　　C.温阳利水,泻肺平喘

　　D.化痰降逆,宣肺定喘

　　E.开郁降气,宣肺平喘

84.治疗应首选的方剂是

　　A.射干麻黄汤

　　B.胃苓汤

　　C.保和丸

　　D.平胃散

　　E.定喘汤

(85~87题共用题干)

患儿,男,7岁。高热1周,其间出现神昏,抽风。经治疗热减,但仍时有四肢蠕动,精神委顿,昏睡露睛,舌质淡,苔薄白,脉沉微。

85.其诊断是

A.急惊风,感受暑邪证

B.急惊风,气营两燔证

C.慢惊风,土虚木亢证

D.慢惊风,阴虚风动证

E.慢惊风,脾肾阳衰证

86.其治法是

A.育阴潜阳,滋肾养肝

B.温运脾阳,扶土抑木

C.清气凉营,息风开窍

D.镇惊安神,平肝息风

E.温补脾肾,回阳救逆

87.治疗应首选

A.缓肝理脾汤

B.清瘟败毒饮

C.大定风珠

D.固真汤合逐寒荡惊汤

E.黄连解毒汤

(88~90题共用题干)

患者,女,25岁,已婚。近半年来经来无定期,经量时多时少,经期延长或时出时止。此次停经2个月后突然月经量多如泉涌,经色暗,有血块,伴小腹疼痛或胀痛,舌质紫暗,舌尖有瘀点,脉弦细或涩。

88.其诊断是

A.虚热型崩漏

B.肾阳虚型崩漏

C.脾虚型崩漏

D.血瘀型崩漏

E.实热型崩漏

89.其治法是

A.活血化瘀,固冲止血

B.清热凉血,固冲止血

C.养阴清热,固冲止血

D.温肾益气,固冲止血

E.补气摄血,固冲止崩

90.治疗应首选的方剂是

A.上下相资汤

B.逐瘀止血汤

C.清热固经汤

D.固本止崩汤

E.右归丸

(91~93题共用题干)

患者,男,28岁。突然成片脱发,偶有头皮瘙痒,伴头部烘热,心烦易怒,急躁不安,舌质红舌苔薄,脉弦。

91.其诊断为

A.白秃疮

B.脂溢性皮炎

C.油风

D.牛皮癣

E.白疕

92.其辨证为

A.气滞血瘀证

B.气血两虚证

C.肠胃湿热证

D.血热风燥证

E.肝肾不足证

93.治疗应首选

A.参苓白术散合茵陈蒿汤

B.通窍活血汤

C.七宝美髯丹

D.八珍汤

E.四物汤合六味地黄丸

(94~96题共用题干)

患者,男,68岁。近年来记忆力、计算力明显减退,继则神情呆滞,语不达意,喜闭门独居,回答问题迟钝,常有口误,伴腰膝酸软,步履艰难,舌瘦色淡,苔薄白,脉沉细。

94.其诊断是

A.心脾不足之健忘

B.肾精亏耗之健忘

C.髓海不足之痴呆

D.脾肾两虚之痴呆

E.痰浊蒙窍之痴呆

95.其治法是

A.补肾益髓,填精养神

B.补肾健脾,益气生精

C. 豁痰开窍,健脾化浊

D. 补益心脾,养血安神

E. 滋阴降火,交通心肾

96. 治疗应首选的方剂是

A. 还少丹加减

B. 七福饮加减

C. 涤痰汤加减

D. 归脾汤加减

E. 六味地黄合交泰丸加减

(97~99题共用题干)

患者,女,35岁。反复发作气急痰鸣6年余。10分钟前受寒复发,喉中哮鸣如水鸡声,呼吸急促,喘憋气逆,胸膈满闷如塞,咳不甚,痰少咯吐不爽、色白而多泡沫,渴喜热饮,形寒怕冷,面色青晦,舌苔白滑,脉浮紧。

97. 临床诊断为

A. 冷哮证

B. 热哮证

C. 寒包热哮证

D. 风痰哮证

E. 虚哮证

98. 治法为

A. 清热宣肺,化痰定喘

B. 宣肺散寒,化痰平喘

C. 解表散寒,清化痰热

D. 祛风涤痰,降气平喘

E. 补肺纳肾,降气化痰

99. 治疗应首选

A. 三子养亲汤加味

B. 平喘固本汤加减

C. 射干麻黄汤加减

D. 小青龙加石膏汤加减

E. 定喘汤加减

(100~102题共用题干)

患儿,女,5岁。大便干结、排便困难,面赤身热,腹胀痛,小便短赤,口干口臭。舌质红苔黄燥,脉滑实,指纹紫滞。

100. 其辨证是

A. 阴虚秘

B. 热秘

C. 气秘

D. 气虚秘

E. 阳虚秘

101. 其治法是

A. 消积导滞通便

B. 理气导滞通便

C. 益气润肠通便

D. 清热润肠通便

E. 养血润肠通便

102. 治疗应首选

A. 枳实导滞丸加减

B. 六磨汤加减

C. 黄芪汤加减

D. 润肠丸加减

E. 麻子仁丸加减

(103~105题共用题干)

患者,女,29岁,已婚。妊娠5个月,肢体肿胀,始于两足,渐延于腿,皮色不变,随按随起,伴胸闷胁胀,头晕胀痛,舌苔薄腻,脉弦滑。

103. 其诊断是

A. 子满

B. 子晕

C. 子肿

D. 子痫

E. 胎漏

104. 其辨证是

A. 气滞证

B. 肾虚证

C. 脾虚证

D. 湿热下注证

E. 阴虚津亏证

105. 治疗应首选

A. 加味五苓散

B. 知柏地黄丸

C. 白术散

D. 真武汤

E. 正气天香散

(106~108题共用题干)

患者,女,32岁。双小腿红斑、丘疹、糜烂、渗液、瘙痒5天,伴心烦口渴,身热不扬,便秘,溲赤,舌质红,苔黄腻,脉滑。

106. 其诊断是

A. 接触性皮炎

B. 丹毒

C. 牛皮癣

D. 瘾疹

E. 湿疮

107. 其辨证是

A. 热毒炽盛证

B. 湿热蕴肤证

C. 血虚风燥证

D. 脾虚湿蕴证

E. 风热蕴肤证

108. 治疗应首选的方剂是

A. 五味消毒饮

B. 当归饮子

C. 萆薢渗湿汤

D. 除湿胃苓汤

E. 消风散

(109～111题共用题干)

患者,男,35岁。1周来黄疸迅速加深,现症见周身黄色,皮肤瘙痒,高热口渴,胁痛腹满,舌质红绛,苔黄而燥,脉弦滑数。

109. 所患疾病证属

A. 疫毒炽盛证

B. 胆腑郁热证

C. 湿重于热证

D. 热重于湿证

E. 脾虚湿滞证

110. 此证的治法是

A. 清热通腑,利湿退黄

B. 利湿化浊运脾,佐以清热

C. 疏肝泄热,利胆退黄

D. 健脾养血,利湿退黄

E. 清热解毒,凉血开窍

111. 应首选的方剂是

A. 大柴胡汤加减

B. 《千金》犀角散加味

C. 茵陈五苓散合甘露消毒丹加减

D. 茵陈蒿汤加减

E. 茵陈四苓散加减

(112～114题共用题干)

患儿,女,9个月。1个月前患肺炎,一直未愈,现干咳少痰,微喘,低热盗汗,口唇干燥,大便干结,舌红苔花剥,指纹淡紫,显于气关。

112. 其辨证是

A. 肺脾阴虚证

B. 营卫失调证

C. 肺肾阴虚证

D. 肺脾气虚证

E. 阴虚肺热证

113. 其治法是

A. 养阴润肺,益气健脾

B. 调和营卫,益气固表

C. 养阴清热,敛肺止咳

D. 养阴润肺,润肺止咳

E. 补脾益气,健脾化痰

114. 治疗应首选的方剂是

A. 生脉散

B. 沙参麦冬汤

C. 麦味地黄丸

D. 人参五味子汤

E. 黄芪桂枝五物汤

(115～117题共用题干)

患者,女,18岁。月经尚未来潮,体质素弱,腰膝酸软,倦怠乏力,头晕耳鸣,尿频多,舌淡暗苔薄白,脉沉细。

115. 其诊断是

A. 月经后期

B. 虚劳

C. 闭经

D. 早孕

E. 月经过少

116. 其治法是

A. 益气养血调经

B. 理气活血调经

C. 养阴清热调经

D. 温经养血,活血调经

E. 补肾益气,调理冲任

117. 治疗应首选

A. 人参养荣汤

B. 加减苁蓉菟丝子丸

C.圣愈汤

D.举元煎

E.加味一阴煎

(118~120 题共用题干)

患者,女,37 岁。大便带血,严重时呈喷射状出血,血色鲜红,时有肛门瘙痒,舌质红,苔薄。

118.其证型是

A.湿热下注证

B.风伤肠络证

C.气滞血瘀证

D.脾虚气陷证

E.脾不统血证

119.该病的常见临床表现不包括

A.便血

B.脱出

C.肛周潮湿、瘙痒

D.疼痛

E.嵌顿

120.中医辨证治疗的方药是

A.脏连丸加减

B.止痛如神汤加减

C.凉血地黄汤加减

D.补中益气汤加减

E.托里消毒散加减

B1 型选择题(121~150 题)

答题说明

以下提供若干组考题,每组考题共用在考题前列出的 A、B、C、D、E 五个备选答案。请从中选择一个最佳答案。某个备选答案可能被选择一次、多次或不被选择。

A.定喘汤

B.桑白皮汤

C.射干麻黄汤

D.小青龙加石膏汤

E.二陈汤合三子养亲汤

121.治疗哮病热哮证,应首选的方剂是

122.治疗喘证痰浊阻肺证,应首选的方剂是

A.天麻钩藤饮

B.半夏白术天麻汤

C.镇肝熄风汤

D.补阳还五汤

E.地黄饮子

123.治疗中风中经络风阳上扰证,应首选

124.治疗眩晕痰浊中阻证,应首选

A.恶寒发热,呛咳不爽,呼吸气急,痰白而稀

B.发热恶风,咳嗽气急,痰黄而黏,口渴咽红

C.发热烦躁,咳嗽喘促,呼吸困难,气急鼻扇,喉间痰鸣

D.病程较长,低热盗汗,干咳无痰,面色潮红,舌红少苔

E.低热起伏,面白少华,动则汗出,咳嗽无力,

纳差便溏

125.肺炎喘嗽痰热闭肺证的临床表现为

126.肺炎喘嗽肺脾气虚证的临床表现为

A.乳汁郁积,肝郁胃热

B.肝郁痰凝,冲任失调

C.肝肾亏损,冲任失调

D.肺肾阴虚,痰火循经结于乳房

E.肝郁化火,迫血妄行

127.乳癖的病机是

128.乳痈的病机是

A.手阳明大肠经

B.足阳明胃经

C.足少阳胆经

D.足太阳膀胱经

E.手太阳小肠经

129.起于目内眦的经脉是

130.起于目外眦的经脉是

A.提插幅度小,频率快

B.提插幅度小,频率慢

C.提插幅度小,时间长

D. 提插幅度大,时间短

E. 提插幅度大,频率快

131. 属于提插补法的是

132. 属于提插泻法的是

A. 五味消毒饮

B. 生化汤

C. 补中益气汤

D. 荆防四物汤

E. 银翘散

133. 治疗产后发热血瘀证,应首选

134. 治疗产后发热血虚证,应首选

A. 清骨散

B. 八正散

C. 滋水清肝饮

D. 知柏地黄丸

E. 丹栀逍遥散

135. 治疗尿血肾虚证,应首选

136. 治疗内伤发热肝郁证,应首选

A. 散寒化湿

B. 清热利湿

C. 消食导滞

D. 温肾健脾

E. 抑肝扶脾

137. 腹痛肠鸣,泻下粪便臭如败卵,泻后痛减,嗳腐酸臭,苔厚腻,脉滑。其治法为

138. 黎明前泄泻,完谷不化,腹部喜暖,泻后则安,腰膝酸软,舌淡苔白,脉沉细。其治法为

A. 自汗为主,头部、肩背部明显

B. 自汗为主,遍身汗出而不温

C. 盗汗为主,手足心热

D. 自汗或盗汗,头部、四肢为多

E. 盗汗为主,遍身汗出

139. 汗证肺卫不固证的主症是

140. 汗证营卫失调证的主症是

A. 海藻玉壶汤

B. 四海舒郁丸

C. 通气散坚丸

D. 归脾丸合二陈汤

E. 柴胡舒肝丸

141. 治疗气瘿的代表方剂是

142. 治疗肉瘿的代表方剂是

A. 膈俞、血海

B. 肾俞、关元

C. 阴陵泉、足三里

D. 大椎、曲池

E. 脾俞、胃俞

143. 痹证属着痹者,治疗应选取的配穴是

144. 痹证属热痹者,治疗应选取的配穴是

A. 肾俞、命门、太溪

B. 行间、阳陵泉

C. 四神聪、列缺

D. 肺俞、气海、足三里

E. 百会、命门、阴陵泉

145. 遗尿脾肺气虚者,宜加用

146. 遗尿肾气不足者,宜加用

A. 右归丸加味

B. 当归地黄饮

C. 大补元煎

D. 左归丸合二至丸

E. 固阴煎

147. 治疗崩漏肾阴虚证,应首选的方剂是

148. 治疗崩漏肾阳虚证,应首选的方剂是

A. 再造散

B. 参苏饮

C. 荆防败毒散

D. 加减葳蕤汤

E. 银翘散

149. 患者发热,手足心热,微恶风寒,少汗,头昏心烦,口干,干咳少痰,鼻塞流涕,舌红少苔,脉细数。治疗应首选

150. 患者反复感冒,感冒则恶寒较重,或发热,热势不高,鼻塞流涕,头痛,汗出,倦怠乏力,气短,咳嗽咯痰无力,舌淡苔薄白,脉浮无力。治疗应首选

参 考 答 案

第 一 单 元

1. E	2. C	3. A	4. B	5. B	6. D	85. B	86. B	87. A	88. E	89. A	90. B
7. C	8. B	9. A	10. B	11. C	12. D	91. C	92. A	93. E	94. B	95. A	96. A
13. D	14. D	15. E	16. A	17. A	18. C	97. A	98. D	99. D	100. B	101. C	
19. A	20. B	21. C	22. E	23. C	24. C	102. E	103. D	104. D	105. D	106. E	
25. C	26. A	27. D	28. C	29. C	30. A	107. A	108. B	109. B	110. C	111. A	
31. D	32. B	33. B	34. D	35. C	36. E	112. E	113. A	114. D	115. A	116. D	
37. C	38. E	39. C	40. C	41. D	42. A	117. B	118. E	119. B	120. C	121. B	
43. E	44. E	45. E	46. E	47. B	48. D	122. C	123. A	124. D	125. E	126. A	
49. B	50. B	51. C	52. D	53. C	54. E	127. B	128. E	129. A	130. C	131. B	
55. B	56. C	57. D	58. D	59. B	60. D	132. A	133. D	134. A	135. A	136. C	
61. C	62. B	63. D	64. E	65. A	66. E	137. C	138. D	139. A	140. D	141. A	
67. D	68. B	69. E	70. C	71. D	72. B	142. E	143. B	144. D	145. A	146. D	
73. D	74. A	75. A	76. B	77. B	78. C	147. A	148. D	149. C	150. E		
79. B	80. E	81. A	82. E	83. C	84. D						

第 二 单 元

1. C	2. C	3. E	4. E	5. D	6. C	85. E	86. E	87. D	88. D	89. A	90. B
7. C	8. C	9. D	10. C	11. C	12. B	91. C	92. D	93. E	94. C	95. A	96. B
13. D	14. C	15. D	16. C	17. B	18. B	97. A	98. B	99. C	100. B	101. D	
19. D	20. C	21. B	22. E	23. B	24. C	102. E	103. C	104. A	105. E	106. E	
25. B	26. C	27. B	28. D	29. A	30. A	107. A	108. C	109. A	110. E	111. B	
31. D	32. B	33. C	34. B	35. E	36. D	112. E	113. D	114. B	115. C	116. E	
37. C	38. A	39. C	40. A	41. C	42. E	117. B	118. E	119. E	120. C	121. A	
43. E	44. B	45. E	46. E	47. D	48. E	122. E	123. A	124. B	125. C	126. E	
49. B	50. E	51. C	52. B	53. C	54. B	127. B	128. E	129. D	130. C	131. B	
55. A	56. B	57. E	58. B	59. A	60. A	132. E	133. B	134. C	135. D	136. E	
61. E	62. D	63. A	64. A	65. A	66. D	137. C	138. D	139. A	140. B	141. B	
67. C	68. C	69. A	70. D	71. D	72. A	142. A	143. C	144. D	145. D	146. A	
73. E	74. B	75. A	76. C	77. B	78. B	147. D	148. A	149. D	150. B		
79. E	80. B	81. A	82. A	83. B	84. E						

医师资格考试通关要卷(二)

(医学综合)

中医执业助理医师

考生姓名：＿＿＿＿＿＿＿＿

准考证号：＿＿＿＿＿＿＿＿

考　　点：＿＿＿＿＿＿＿＿

考 场 号：＿＿＿＿＿＿＿＿

A1 型选择题(1～68题)

1. 构成宇宙本原的是
   A. 天气
   B. 地气
   C. 阳气
   D. 阴气
   E. 精气

2. 泻南补北法的理论基础是
   A. 五行相生
   B. 五行相克
   C. 五行制化
   D. 五行相乘
   E. 五行相侮

3. 治疗筋脉挛急疼痛的药物,其味是
   A. 酸
   B. 苦
   C. 甘
   D. 辛
   E. 咸

4. 既能清热泻火,又能滋阴润肺的药物是
   A. 栀子
   B. 芦根
   C. 竹叶
   D. 知母
   E. 石膏

5. 下列各项,不属于蕲蛇主治病证的是
   A. 湿浊中阻,吐泻转筋
   B. 风湿痹痛,筋脉拘挛
   C. 中风偏枯,半身不遂
   D. 麻风顽痹,皮肤瘙痒
   E. 破伤风,角弓反张

6. 下列各项,可见间歇热的是
   A. 急性肾盂肾炎
   B. 肺炎
   C. 风湿热
   D. 渗出性胸膜炎
   E. 霍奇金病

7. 下列不属于既往史的是

   A. 冶游史
   B. 手术史
   C. 预防接种史
   D. 传染病史
   E. 过敏史

8. 发生呕血时,常提示上消化道出血量一次达到
   A. 1000mL 以上
   B. 500mL 以上
   C. 250mL 以上
   D. 100mL 以上
   E. 50mL 以上

9. 虚热证的面色是
   A. 满面通红
   B. 两颧潮红
   C. 面色青灰
   D. 面红如妆
   E. 面黄晦滞

10. 原发性支气管肺癌对化疗最敏感的病理类型是
    A. 腺癌
    B. 类癌
    C. 鳞状上皮细胞癌
    D. 大细胞癌
    E. 小细胞癌

11. 肝炎病毒基因组为 DNA 的是
    A. 甲型肝炎
    B. 乙型肝炎
    C. 丙型肝炎
    D. 丁型肝炎
    E. 戊型肝炎

12. 肺主一身之气体现在
    A. 吸入清气
    B. 宣发卫气
    C. 生成宗气和调节气机
    D. 助心行血
    E. 呼出浊气

13. 脾为"气血生化之源"的理论基础是
    A. 脾主运化水液

B. 脾主运化水谷

C. 脾气主升

D. 脾主统摄血液

E. 脾喜燥恶湿

14. 下列方剂具有宣肺疏风、止咳化痰功效的是

　　A. 银翘散

　　B. 杏苏散

　　C. 桑杏汤

　　D. 桑菊饮

　　E. 止嗽散

15. 下列各项,可增强银翘散辛散透表之功的是

　　A. 薄荷

　　B. 牛蒡子

　　C. 连翘

　　D. 荆芥

　　E. 竹叶

16. 白头翁汤的主治病证是

　　A. 湿热霍乱

　　B. 湿热黄疸

　　C. 热毒痢疾

　　D. 湿温时疫

　　E. 湿热泄泻

17. 流行性出血热常见的休克属于

　　A. 心源性休克

　　B. 继发性休克

　　C. 低血容量性休克

　　D. 感染性休克

　　E. 过敏性休克

18. 普通型流脑的临床表现是

　　A. 低热、头痛、瘀点

　　B. 高热、循环衰竭、大片瘀斑

　　C. 高热、瘀斑、昏迷、呼吸衰竭

　　D. 高热、头痛、瘀斑、脑膜刺激征阳性

　　E. 间歇性发热、反复皮肤瘀点、血培养可呈阳性

19. 下列霍乱的治疗措施中,最重要的是

　　A. 补液

　　B. 镇静

　　C. 止痛

　　D. 降温

　　E. 止泻

20. 具有"喜条达而恶抑郁"特点的脏是

　　A. 肝

　　B. 心

　　C. 脾

　　D. 肺

　　E. 肾

21. 与津液代谢关系最密切的是

　　A. 肝、脾、肾的功能

　　B. 脾、肺、肾的功能

　　C. 心、肝、脾的功能

　　D. 脾、肺、心的功能

　　E. 肝、肺、肾的功能

22. 下列各项,不属于茯苓主治病证的是

　　A. 水肿

　　B. 停饮,心悸

　　C. 脾虚食少便溏

　　D. 热结便秘

　　E. 心悸,失眠

23. 吴茱萸善于治疗的头痛是

　　A. 少阴头痛

　　B. 厥阴头痛

　　C. 痰湿头痛

　　D. 血瘀头痛

　　E. 风寒头痛

24. 下列各项,不属于陈皮功效的是

　　A. 理气

　　B. 健脾

　　C. 燥湿

　　D. 疏肝

　　E. 化痰

25. 下列除哪项外,均可引起肝细胞性黄疸

　　A. 疟疾

　　B. 急性甲型肝炎

　　C. 中毒性肝炎

　　D. 钩端螺旋体病

　　E. 肝癌

26. 脉压增大多见于

　　A. 缩窄性心包炎

　　B. 主动脉瓣狭窄

　　C. 主动脉瓣关闭不全

　　D. 二尖瓣狭窄

　　E. 重度心功能不全

27. 下列各项,不能引起血沉增快的疾病是
    A. 细菌性急性炎症
    B. 良性肿瘤
    C. 慢性肾炎
    D. 急性心肌梗死
    E. 系统性红斑狼疮

28. 阴寒内盛,血行瘀滞的舌象表现是
    A. 舌淡红润泽
    B. 舌红绛少苔
    C. 舌绛紫而干
    D. 舌淡白光莹
    E. 舌淡紫湿润

29. 甲状腺功能亢进时最常见的心律失常类型是
    A. 室性早搏
    B. 房性心动过速
    C. 交界性早搏
    D. 心房颤动
    E. 房室传导阻滞

30. 狂犬病毒主要入侵人体的
    A. 运动系统
    B. 呼吸系统
    C. 血液系统
    D. 神经系统
    E. 循环系统

31. 分布在面额部的经脉是
    A. 太阳经
    B. 阳明经
    C. 少阳经
    D. 厥阴经
    E. 太阴经

32. 其性开泄,易袭阳位的邪气是
    A. 风邪
    B. 寒邪
    C. 湿邪
    D. 燥邪
    E. 火邪

33. 龙胆泻肝汤与蒿芩清胆汤中均含有的药物是
    A. 半夏
    B. 木通
    C. 黄芩
    D. 栀子

E. 泽泻

34. 参苓白术散的主治病证是
    A. 脾虚湿盛证
    B. 脾胃气虚证
    C. 脾虚气陷证
    D. 心脾两虚证
    E. 脾肾两虚证

35. 甘温除热法的代表方剂是
    A. 小建中汤
    B. 补中益气汤
    C. 四君子汤
    D. 黄芪桂枝五物汤
    E. 升阳益胃汤

36. 关于感染 HIV 后的临床分期,正确的是
    A. 潜伏期、前驱期、艾滋病期、恢复期
    B. 急性感染期、慢性感染期、机会性感染期
    C. 急性感染期、无症状感染期、艾滋病期
    D. 窗口期、艾滋病前期、典型艾滋病期
    E. 急性感染期、慢性感染期、机会性感染期、恶性肿瘤期

37. 下列各项,属传染性单核细胞增多症临床特点的是
    A. 白细胞明显降低
    B. 异形淋巴细胞增多
    C. EB 病毒特异性抗体阴性
    D. 肝脾缩小
    E. 单核细胞明显降低

38. 伤寒最严重的并发症是
    A. 肠穿孔
    B. 肠出血
    C. 中毒性心肌炎
    D. 中毒性肝炎
    E. 急性胆囊炎

39. 瘀血所致的疼痛的特点是
    A. 胀痛
    B. 窜痛
    C. 灼痛
    D. 刺痛
    E. 重痛

40. 气停留阻滞于局部的病理变化为
    A. 气虚

B. 气滞

C. 气逆

D. 气闭

E. 气脱

41. 具有散瘀解毒消痈功效的药物是

　　A. 白茅根

　　B. 板蓝根

　　C. 大蓟

　　D. 仙鹤草

　　E. 连翘

42. 功能活血利尿、清热解毒的药物是

　　A. 泽兰

　　B. 牛膝

　　C. 益母草

　　D. 瞿麦

　　E. 大蓟

43. 下列除哪项外,均为归脾汤主治证的表现

　　A. 失眠健忘

　　B. 心悸怔忡

　　C. 五心烦热

　　D. 体倦食少

　　E. 月经量多色淡

44. 下列除哪项外,均属于杏苏散的组成药物

　　A. 半夏、生姜

　　B. 橘皮、前胡

　　C. 荆芥、防风

　　D. 枳壳、桔梗

　　E. 茯苓、甘草

45. 热势较高,日晡热甚,属于

　　A. 阴经郁热证

　　B. 阳明腑实证

　　C. 阳明无形大热

　　D. 肝胆郁火上蒸

　　E. 热扰胸膈

46. 下列除哪项外,脉位皆表浅

　　A. 浮脉

　　B. 革脉

　　C. 濡脉

　　D. 散脉

　　E. 牢脉

47. 下列除外哪项外,均可见异常 Q 波

A. 心肌梗死

B. 右心室肥大

C. 心肌病

D. 肺梗死

E. 预激综合征

48. 可引起全身性水肿的疾病是

　　A. 淋巴管炎

　　B. 丹毒

　　C. 甲状腺功能减退症

　　D. 血栓性静脉炎

　　E. 丝虫病

49. 诱发与加重心力衰竭的最主要、最常见诱因是

　　A. 原有心脏病加重

　　B. 过多过快输血、输液

　　C. 肺部感染

　　D. 过度劳累

　　E. 情绪激动

50. 上腹部出现明显蠕动波,常见于

　　A. 急性胃炎

　　B. 慢性胃炎

　　C. 胃癌

　　D. 溃疡病

　　E. 幽门梗阻

51. 阴寒之邪壅盛于内,逼迫阳气浮越于外的病机变化是

　　A. 阴盛格阳

　　B. 阴损及阳

　　C. 阳盛格阴

　　D. 阳损及阴

　　E. 阴阳俱虚

52. 下列不属于"寒从中生"导致的是

　　A. 咳嗽,恶寒发热,头身痛

　　B. 肾虚小便清长

　　C. 脾虚便溏泄泻

　　D. 阳不化阴,水湿痰浊积聚

　　E. 女子宫寒不孕

53. 既能润肺止咳,又能杀虫灭虱的药物是

　　A. 榧子

　　B. 百部

　　C. 贯众

　　D. 鹤虱

E. 花椒

54. 既为凉肝、镇肝之要药,又为治疗目疾之常用药的是
A. 石决明
B. 决明子
C. 珍珠母
D. 代赭石
E. 钩藤

55. 保和丸中配伍莱菔子的主要用意是
A. 消食止泻
B. 消食导滞
C. 下气消食
D. 化滞解酒
E. 消积和胃

56. 逍遥散中配伍薄荷的用意是
A. 疏肝解郁
B. 散肝透邪
C. 疏郁透邪
D. 疏肝散热
E. 清利头目

57. 气滞血瘀的病证可见
A. 革脉
B. 虚脉
C. 疾脉
D. 实脉
E. 涩脉

58. 脾气虚、脾阳虚、脾气下陷的共同症状是
A. 便溏肢倦
B. 肢体困重
C. 脘腹坠胀
D. 肢体水肿
E. 舌淡而胖

59. 关于哮喘持续状态的紧急处理,下列错误的是
A. 静脉应用地塞米松
B. 补充水、电解质
C. 纠正酸中毒
D. 吸氧
E. 口服氨茶碱

60. 下列病变常见脊椎叩痛阳性,除外
A. 脊椎结核
B. 棘间韧带损伤

C. 脊椎骨折
D. 骨质增生
E. 椎间盘脱出

61. 肝硬化失代偿期轻度腹水,首选的利尿剂是
A. 氢氯噻嗪
B. 呋塞米
C. 甘露醇
D. 依他尼酸
E. 螺内酯

62. 治疗再生障碍性贫血应选用的药物是
A. 叶酸
B. B族维生素
C. 硫酸亚铁
D. 丙酸睾酮
E. 白消安

63. 下述各项,属于行政处分的是
A. 罚款
B. 降级
C. 吊销"卫生许可证"
D. 没收违法所得
E. 责令停产停业整顿

64. 有下列哪项情形的药品,需按照假药处理
A. 未标明有效期或者更改有效期的
B. 不注明或者更改生产批号的
C. 超过有效期的
D. 被污染不能药用的
E. 直接接触药品的包装材料和容器未经批准的

65. 下列均为医师在执业活动中享有的权利,除外
A. 放弃救治不缴纳医疗费用的患者
B. 在执业范围内进行医学诊查
C. 在执业范围内出具相应的医学证明文件
D. 参加专业培训,接受继续医学教育
E. 享受国家规定的福利待遇

66. 下列不属于医德品质内容的是
A. 仁爱
B. 严谨
C. 诚挚
D. 公正
E. 幸福

67. 下列对待患者知情同意权的做法中,错误的是
A. 婴幼儿可以由监护人决定

B. 对某些特殊急诊抢救视为例外

C. 无家属承诺,即使患者本人知情同意也不能给予手术治疗

D. 做到充分知情

E. 做到有效同意

A. 保持和恢复健康

B. 接受医学生的临床实习

C. 协助护士护理其他患者

D. 遵守医院的规章制度

E. 积极配合医护诊疗

68. 下列不属于患者道德义务的是

A2 型选择题(69~100 题)

答题说明

每一道试题是以一个小案例出现的,其下面都有 A、B、C、D、E 五个备选答案。请从中选择一个最佳答案。

69. 患儿,男,8 岁。一侧腮部以耳垂为中心肿起,边缘不清,按之柔韧。属于

A. 托腮痛

B. 抱头火丹

C. 疫腮

D. 发颐

E. 腮肿

70. 患者,男,29 岁。咳嗽气喘,痰稀色白,形寒肢冷,舌淡苔白,脉迟。其辨证是

A. 风寒束肺证

B. 寒邪客肺证

C. 饮停于肺证

D. 痰湿阻肺证

E. 痰热阻肺证

71. 患者,男,67 岁。久病咳喘,乏力气短,动则尤甚,自汗耳鸣,舌淡脉弱。其辨证是

A. 肺气虚证

B. 肺肾气虚证

C. 肾阳虚证

D. 脾肺气虚证

E. 肾气不固证

72. 患者,男,48 岁。乙肝病史 10 年,因乏力、低热、腹胀、少尿就诊。查体:巩膜黄染,腹部膨隆,移动性浊音(+)。肝略小,脾大,超声显示肝内纤维增殖,肝硬化结节形成,门静脉增宽。其治疗措施不妥的是

A. 卧床休息

B. 限制钠的摄入

C. 给予白蛋白

D. 合用保钾和排钾利尿剂

E. 每日进水量不超过 500mL

73. 患者,女,40 岁。近 2 年间断发生尿路刺激症状,无发热,尿常规检查有白细胞和白细胞管型,尿细胞培养阳性。其诊断是

A. 急性肾盂肾炎

B. 慢性肾炎

C. 慢性肾盂肾炎

D. 急性膀胱炎

E. 肾结核

74. 患者,女,36 岁。支气管哮喘病史 13 年。今晨上班途中因吸入汽车尾气突然发作,以喘憋、呼吸困难为主,伴心悸、乏力。为控制发作,应首选的药物是

A. 沙丁胺醇气雾剂

B. 异丙托溴铵气雾剂

C. 泼尼松片

D. 色甘酸钠气雾剂

E. 茶碱缓释片

75. 患者,男,30 岁。水肿,汗出恶风,身重,小便不利,舌淡苔白,脉浮。治疗应首选

A. 十枣汤

B. 舟车丸

C. 五苓散

D. 防己黄芪汤

E. 猪苓汤

76. 患者,女,46 岁。口渴,小便频数,下半身常有冷感,腰痛脚软,舌淡胖苔薄白,脉沉弦。治疗应选用

A. 清燥救肺汤

B. 麦门冬汤

C. 玉液汤

D. 金匮肾气丸

E. 左归丸

77. 患者,女,28 岁。经来淋漓不尽,经色鲜红,诊为崩漏,近日颜面长有痤疮,色红肿痛,舌红苔略黄,脉细数。用药应首选

A. 白茅根、芦根

B. 大蓟、小蓟

C. 地榆、白及

D. 艾叶、地榆

E. 三七、茜草

78. 患者,男,45 岁。腹泻,咳嗽,咳吐痰涎,色白清稀,舌苔白腻弦滑。用药应首选

A. 紫苏子、白芥子

B. 瓜蒌、浙贝母

C. 半夏、天南星

D. 川贝母、天花粉

E. 白附子、僵蚕

79. 患者,女,36 岁。饱餐后上腹部持续疼痛 1 天。查体:上腹部压痛、反跳痛。应首先考虑的疾病是

A. 急性胃炎

B. 急性胰腺炎

C. 急性肝炎

D. 右肾结石

E. 肝癌

80. 患者,男,40 岁。20 年前患乙型肝炎,3 小时前突然呕吐鲜红色血液约 1000mL,心悸、头晕,血压下降。可见蜘蛛痣,脾大,于肋下 2cm 可触及。最可能的诊断是

A. 急性胃黏膜病变

B. 胃溃疡

C. 胆管癌

D. 食管静脉曲张破裂

E. 肠炎

81. 患者,男,64 岁。面色苍白,时而泛红如妆。其证型是

A. 实热内炽

B. 阴虚火旺

C. 肝胆湿热

D. 真寒假热

E. 真热假寒

82. 患者,男,41 岁。呕吐 1 天,吐势较猛,声音壮厉,呕吐出黏稠黄水,或酸或苦。属于

A. 热伤胃津,胃失濡养

B. 热扰神明

C. 食滞胃脘,胃失和降,胃气上逆

D. 脾胃阳虚

E. 痰饮停胃,胃气上逆

83. 患者,男,45 岁。自觉口中有涩味,如食生柿子。属于

A. 脾胃虚弱

B. 脾胃湿热或脾虚

C. 痰热内盛、湿热蕴脾或寒湿困脾

D. 肝胃郁热或饮食停滞

E. 燥热伤津或脏腑热盛

84. 患者,女,64 岁。因 2 小时前心绞痛发作,含化硝酸甘油不能缓解而就诊。检查:血压 90/60mmHg,心律不齐,频发室性早搏,心音低。天门冬氨酸氨基转移酶增高。心电图示 V1、V2、V3 导联有深而宽的 Q 波,ST 段抬高。其诊断是

A. 心绞痛

B. 急性心包炎

C. 急性前间壁心肌梗死

D. 急性下壁心肌梗死

E. 急性广泛前壁心肌梗死

85. 患者,女,30 岁。因尿频、尿急、尿痛 3 天就诊,无发热。查体:肾区叩击痛(-)。诊断为急性膀胱炎,应首选的抗生素是

A. 青霉素

B. 阿奇霉素

C. 克拉霉素

D. 依替米星

E. 氧氟沙星

86. 患者,男,24 岁。发热、咽痛、皮肤紫斑 1 月余。查体:胸骨压痛明显,肝脾肿大。骨髓象:原始细胞比例为 38%。血常规:全血细胞减少。其诊断是

A. 再生障碍性贫血

B. 粒细胞缺乏症

C. 原发性血小板减少性紫癜

D. 急性白血病

E.过敏性紫癜

87.患者,女,39岁。身常汗出,夜卧尤甚,久而不
止,心悸惊惕,短气烦倦。治疗应首选
A.牡蛎散
B.归脾汤
C.补中益气汤
D.四物汤
E.黄土汤

88.患者,男,40岁。胃脘胀满而痛,不思饮食,四肢
倦怠,舌苔白腻,脉弦滑。治疗应首选
A.厚朴温中汤
B.平胃散
C.半夏泻心汤
D.旋覆代赭汤
E.二陈汤

89.患者,女,32岁。素有头痛病史,经常前额疼痛,
昨天生气后出现眉棱骨痛伴有左侧头部胀痛。
用药应首选
A.白芷、防风
B.白芷、羌活
C.白芷、藁本
D.白芷、柴胡
E.白芷、升麻

90.患者,男,40岁。心悸而烦,失眠多梦,伴有梦
遗,舌红苔少,脉细数。用药应首选
A.五味子、乌梅
B.龙骨、牡蛎
C.石决明、珍珠母
D.牡蛎、代赭石
E.琥珀、酸枣仁

91.患者,男,26岁。患伤寒,体温持续5天在39~
40℃,24小时内体温波动范围不超过1℃,考虑
其热型为
A.稽留热
B.间歇热
C.波状热
D.弛张热
E.回归热

92.女性,40岁。既往有风湿性心脏病史,近1周出
现咳嗽、咳痰,双下肢浮肿,不能平卧。该患者
还可能出现下列哪项体征

A.呼吸过缓
B.深大呼吸
C.潮式呼吸
D.呼吸过速
E.叹息样呼吸

93.患者,男,39岁。右侧面神经麻痹1周,右眼闭
合露睛,饮水外漏,体质尚可。用药应首选
A.全蝎、蜈蚣
B.全蝎、僵蚕
C.全蝎、地龙
D.地龙、僵蚕
E.羌活、防风

94.患者,男,28岁。1周前感冒咳嗽,现无恶寒发热,
但咳嗽明显,痰黄稠难咳,胸闷,大便干,小便黄,
舌红苔黄腻,脉滑略数。用药应首选
A.全瓜蒌、浙贝母、芦根
B.半夏、麻黄、五味子
C.桔梗、马勃、半夏
D.川贝母、苦杏仁、白果
E.桑叶、苦杏仁、百部

95.患者,男,50岁。咳喘20余年,现咳嗽痰少,口
燥咽干,形体消瘦,腰膝酸软,颧红盗汗。舌红少
苔,脉细数。属于
A.肺气虚损
B.肺阴虚亏
C.肺肾阴虚
D.肺肾气虚
E.肾气虚衰

96.患者,男,32岁。胃脘刺痛,痛有定处而拒按,食
后痛甚。舌质紫暗,脉涩。属于
A.气机阻滞
B.食积气阻
C.瘀血停滞
D.血瘀血虚
E.气虚血瘀

97.患者,女,50岁。反复低热1年,伴四肢大小关
节肿痛。实验室检查:白细胞8.4×10^9/L,血红
蛋白97g/L,ANA(−),RF(+)。经多种抗生素
正规治疗无效,其最可能的诊断是
A.风湿性关节炎
B.类风湿关节炎

C.结核性关节炎

D.系统性红斑狼疮

E.骨关节炎

98.患者,男,47 岁。既往有慢性肝炎、肝硬化病史,否认高血压、冠心病病史。进食较硬食物后突发上消化道大出血 1 小时就诊。应首选的止血药是

A.垂体后叶素

B.西咪替丁

C.奥美拉唑

D.卡巴克络

E.氨甲环酸

99.患者,男,68 岁。半身不遂,口眼歪斜,语言謇涩,口角流涎,下肢痿废,小便频数,舌苔白,脉

缓。治疗应首选

A.大秦艽汤

B.补中益气汤

C.补阳还五汤

D.牵正散

E.地黄饮子

100.患者,女,43 岁。咳痰清稀色白,喜唾涎沫,胸满不舒,苔白滑,脉弦滑。治疗宜选用

A.半夏白术天麻汤

B.苓甘五味姜辛汤

C.贝母瓜蒌散

D.清气化痰丸

E.三子养亲汤

A3 型选择题(101 ~ 112 题)

答题说明

以下提供若干个案例,每个案例下设 3 道考题。请根据题干所提供的信息,在每一道考题下面的 A、B、C、D、E 五个备选答案中选择一个最佳答案。

(101 ~ 103 题共用题干)

患者,女,24 岁。幼年曾患"支气管哮喘"。现反复出现发作性气喘、咳嗽 2 年,每月发作 2 ~ 4 次,吸入煤烟或香烟烟雾后出现喘息,咳少量白色黏痰,口服抗生素及氨茶碱后缓解,不发作时如常人。曾查胸部 X 线片无异常。查体:双肺呼吸音清晰,无干、湿啰音。

101.该患者最可能的诊断是

A.支气管内膜结核

B.支气管肺癌

C.支气管哮喘

D.支气管扩张

E.慢性支气管炎

102.对确诊最有价值的检查是

A.胸部 X 线片

B.胸部 CT

C.痰培养

D.支气管激发试验

E.纤维支气管镜

103.最适宜的治疗是

A.吸入糖皮质激素和长效 β 受体激动剂

B.静脉滴注糖皮质激素

C.口服氨茶碱

D.口服抗生素和氨茶碱

E.吸入沙丁胺醇气雾剂

(104 ~ 106 题共用题干)

患者,女,59 岁。乏力伴心悸、多汗、手颤、易饿 3 个月,平素脾气暴躁,每天大便 4 ~ 5 次,不成形,体重下降 6kg。查体:甲状腺 Ⅱ 度肿大、质软,心率 110 次/分,律齐,心音有力。

104.该患者最可能的诊断是

A.1 型糖尿病

B.溃疡性结肠炎

C.2 型糖尿病

D.更年期综合征

E.甲状腺功能亢进症

105.目前确定诊断的主要检查项目是

A.口服葡萄糖耐量试验

B.结肠镜检查

C.胰岛素释放试验

D.甲状腺摄^{131}I 率

E. 甲状腺功能测定

106. 该患者适宜的治疗是

A. 胰岛素

B. 抗甲状腺药物

C. 口服泼尼松

D. ^{131}I 治疗

E. 口服降血糖药

(107~109 题共用题干)

患者,男,70 岁。高血压病史 6 年,今晨起床后突然头痛、烦躁、多汗、面色苍白,血压 250/125mmHg,心率 125 次/分,律齐,双肺布满中、小水泡音和少量哮鸣音,肝脾未触及,双下肢无水肿。

107. 此患者目前的合适诊断是

A. 高血压 3 级,并发肺部感染

B. 高血压 2 级,很高危

C. 支气管哮喘急性发作

D. 高血压 3 级并急性左心衰

E. 扩张型心肌病

108. 下列最有临床诊断意义的是

A. 气促,咳嗽,粉红色泡沫痰

B. 大汗,胸闷明显

C. 肺毛细血管楔嵌压大于 25mmHg

D. 呼吸 35 次/分

E. 心率加快

109. 若患者经过一段时间的治疗,血压维持在 170/110mmHg,关于此时的血压,下列描述正确的是

A. 属于 1 级高血压

B. 属于 2 级高血压

C. 属于 3 级高血压

D. 属于正常血压

E. 属于单纯收缩期高血压

(110~112 题共用题干)

患者,女,48 岁。胃溃疡史 10 年,近 1 年症状加剧,胃纳不佳。胃镜示胃角溃疡,幽门螺杆菌阳性。

110. 最有诊断价值的病史是

A. 上腹无规律性痛

B. 饥饿痛为主,进食缓解

C. 午夜痛为主

D. 发作性剧痛

E. 腹痛发生于餐后 1 小时内

111. 鉴别胃良性溃疡与恶性溃疡的主要根据是

A. 疼痛程度

B. 全身情况

C. 粪便隐血试验是否持续阳性

D. 胃镜与钡透检查

E. 内科治疗无效

112. 最佳治疗方案是

A. 羟氨苄青霉素 + 甲硝唑

B. 多潘立酮 + 羟氨苄青霉素

C. 手术切除

D. 质子泵抑制剂 + 铋剂 + 克拉霉素 + 甲硝唑

E. 生胃酮

B1 型选择题(113~150 题)

> **答题说明**
>
> 　以下提供若干组考题,每组考题共用在考题前列出的 A、B、C、D、E 五个备选答案。请从中选择一个最佳答案。某个备选答案可能被选择一次、多次或不被选择。

A. 肝

B. 心

C. 脾

D. 肺

E. 肾

113. "先天之本"是指

114. "后天之本"是指

A. 疏肝利胆

B. 升提清阳

C. 疏肝解郁

D. 透邪疏郁

E. 清泄热邪

115. 逍遥散中柴胡的配伍意义是

116. 小柴胡汤中柴胡的配伍意义是

A. 急性起病,高热,咳铁锈色痰

B. 持续性低热,盗汗

C. 急性起病,高热,大量脓痰

D. 起病缓慢,乏力,咽痛,咳嗽

E. 刺激性干咳,少量黏液痰

117. 原发性支气管肺癌的临床表现是

118. 肺炎链球菌肺炎的临床表现是

A. 控制感染,减轻外渗,改善中毒症状,预防 DIC

B. 稳定内环境,促进利尿,导泻和透析

C. 补充血容量,纠正酸中毒,应用血管活性药

D. 维持水与电解质平衡

E. 防治继发感染

119. 流行性出血热发热期的治疗原则是

120. 流行性出血热少尿期的治疗原则是

A. 丙氨酸氨基转移酶(ALT)

B. 碱性磷酸酶(ALP)

C. 天门冬氨酸氨基转移酶(AST)

D. γ–谷氨酰转移酶(γ–GT)

E. 淀粉酶(AMS)

121. 急性病毒性肝炎时明显增高的酶是

122. 急性心肌梗死时明显增高的酶是

A. 陈皮配半夏

B. 石膏配牛膝

C. 乌头配半夏

D. 生姜配黄芩

E. 丁香配郁金

123. 属于"十八反"配伍的是

124. 属于"十九畏"配伍的是

A. 滑脉

B. 弦脉

C. 洪脉

D. 濡脉

E. 沉脉

125. 食积内停的脉象是

126. 痰热内停的脉象是

A. 气能生津

B. 气能行津

C. 气能摄津

D. 津能载气

E. 津血同源

127. "夺血者无汗"的理论基础是

128. "吐下之余,定无完气"的理论基础是

A. 镇肝熄风汤

B. 天麻钩藤饮

C. 羚角钩藤汤

D. 地黄饮子

E. 大定风珠

129. 组成中含有生地黄、麦冬、白芍的方剂是

130. 组成中含有玄参、天冬、白芍的方剂是

A. 劳力性呼吸困难

B. 心源性哮喘

C. 咳嗽,咳痰,咯血

D. 腹胀,食欲不振,恶心,呕吐

E. 双下肢水肿

131. 左心衰竭最早出现的症状是

132. 右心衰竭最常见的症状是

A. 粪–口途径传播

B. 输血及血制品传播

C. 母婴垂直传播

D. 飞沫传播

E. 虫媒传播

133. 丙型肝炎的主要传播途径是

134. 戊型肝炎的主要传播途径是

A. V_1、V_2、V_3

B. I、II、III

C. I、aVL、V_6

D. II、III、aVF

E. V_7、V_8、V_9

135. 反映侧壁心肌梗死的导联是

136. 反映下壁心肌梗死的导联是

A. 清热解毒

B. 收敛止汗

C. 聪耳明目

D. 平肝潜阳

E. 活血散瘀

137. 龙骨与磁石均具有的功效是

138. 龙骨与酸枣仁均具有的功效是

A. 痰蒙心神证

B. 痰火扰神证

C. 胆郁痰扰证

D. 心火亢盛证

E. 肝阳化风证

139. 表情淡漠,神志痴呆,精神抑郁,喃喃独语,苔腻,脉滑的临床意义是

140. 眩晕欲仆,步履不稳,头胀头痛,急躁易怒,舌红,脉弦细有力的临床意义是

A. 真寒假热

B. 上热下寒

C. 真实假虚

D. 因实致虚

E. 里虚寒证

141. 属转化关系的是

142. 属错杂关系的是

A. 五倍子

B. 五味子

C. 山茱萸

D. 莲子

E. 肉豆蔻

143. 治疗冷痢、食少呕吐的药物是

144. 治疗肝肾亏虚诸症的药物是

A. 泻白散

B. 麻黄汤

C. 麻杏甘石汤

D. 苏子降气汤

E. 小青龙汤

145. 主治风寒外束,水饮内停之喘咳的方剂是

146. 主治痰涎壅肺,上实下虚之喘咳的方剂是

A. 公安机关

B. 人民法院

C. 疾病预防控制机构

D. 县级以上地方人民政府

E. 卫生行政部门

147. 对传染病的发生、流行及影响因素进行监测的部门是

148. 报上级部门决定后,可以宣布本行政区域全部或部分为疫区的部门是

A. 杜绝对患者的有意伤害

B. 选择受益最大、损伤最小的治疗方案

C. 患者及家属无法实行知情同意时,医生可以行使家长权

D. 对患者一视同仁

E. 合理筛选肾脏移植手术者

149. 体现"尊重"原则的是

150. 体现"无伤"原则的是

A1 型选择题(1～25 题)

答题说明

每一道试题下面有 A、B、C、D、E 五个备选答案。请从中选择一个最佳答案。

1. 胃痛瘀血停胃证的主方是
   A. 血府逐瘀汤
   B. 膈下逐瘀汤
   C. 少腹逐瘀汤
   D. 旋覆花汤
   E. 失笑散合丹参饮

2. 不寐肝郁化火证的治疗原则是
   A. 疏肝泻火,化痰安神
   B. 疏肝泻火,镇心安神
   C. 疏肝泻火,益气镇惊
   D. 疏肝泻火,和中安神
   E. 疏肝泻火,补血安神

3. 下列各项,不属于小儿添加辅食的原则的是
   A. 由少到多
   B. 由稠到稀
   C. 由稀到稠
   D. 由细到粗
   E. 品种渐增

4. 治疗小儿紫癜血热妄行证的首选方剂是
   A. 连翘败毒散加减
   B. 犀角地黄汤加味
   C. 归脾汤加减
   D. 大补阴丸加减
   E. 荆防败毒饮加减

5. 分布于胸腹部第二侧线的经脉是
   A. 足太阴脾经
   B. 足少阴肾经
   C. 足阳明胃经
   D. 足厥阴肝经
   E. 足少阳胆经

6. 十二经脉中,阴经与阳经多交接于
   A. 头部
   B. 胸腹部
   C. 面部
   D. 四肢末端
   E. 上肢部

7. 下列有关预产期的计算,正确的是

A. 以末次月经结束后的第一天起计算
B. 以末次月经的最后一天起计算
C. 以尿检阳性的第一天起计算
D. 以末次月经的第一天起计算
E. 月数加 9(或减 3),日数加 14

8. 带下过多阴虚夹湿证的治法是
   A. 健脾益气,升阳除湿
   B. 温肾培元,固涩止带
   C. 清利湿热,解毒杀虫
   D. 清肝利湿,杀虫止带
   E. 滋肾益阴,清热利湿

9. 下列关于辨脓的方法,错误的是
   A. 按触法
   B. 透光法
   C. 穿刺法
   D. 切脉法
   E. 切开法

10. 头面、颈、臀、会阴等部位烧伤,创面处理应采用
    A. 包扎疗法
    B. 暴露疗法
    C. 半暴露疗法
    D. 浸泡疗法
    E. 湿敷疗法

11. 治疗心悸心血不足证,应首选的方剂是
    A. 天王补心丹
    B. 安神定志丸
    C. 桂枝甘草龙骨牡蛎汤
    D. 归脾汤
    E. 朱砂安神丸

12. 下列哪项与鼓胀的发病关系最为密切
    A. 肺、脾、肾
    B. 心、脾、肾
    C. 肝、脾、肾
    D. 心、肝、肾
    E. 肺、胃、肾

13. 治疗感冒夹惊证时,应在疏风解表基础上加用的方剂是

A.镇惊丸

B.保和丸

C.二陈汤

D.桑菊饮

E.三拗汤

14.治疗小儿口疮心火上炎证的首选方剂是

A.导赤散

B.凉膈散

C.泻心汤

D.泻心导赤散

E.黄连解毒汤

15.治疗目赤肿痛,应首选

A.大敦

B.行间

C.曲泉

D.期门

E.丘墟

16.治疗小儿疳积、百日咳,应首选

A.足三里

B.四缝

C.合谷

D.曲池

E.大椎

17.治疗产后恶露不绝气虚证,应首选的方剂是

A.八珍汤

B.十全大补汤

C.举元煎

D.补中益气汤

E.生化汤加黄芪

18.治疗经期延长气虚证,应首选的方剂是

A.八珍汤加味

B.四君子汤加味

C.大补元煎加味

D.举元煎加味

E.补中益气汤加味

19.治疗湿疮脾虚湿蕴证,应首选的方剂是

A.龙胆泻肝汤合萆薢渗湿汤加减

B.除湿胃苓汤或参苓白术散加减

C.当归饮子加减

D.四物消风饮加减

E.清瘟败毒饮加减

20.以下哪项不是牛皮癣的症状特点

A.易形成苔藓样变

B.扁平丘疹

C.皮损肥厚

D.瘙痒剧烈

E.严重时可见汁水淋漓

21.下列不属于癃闭肝郁气滞证主症的是

A.小便不通或通而不爽

B.情志抑郁

C.小便短赤灼热

D.胁腹胀满

E.烦躁易怒

22.治疗胃热炽盛型消渴,宜选的方剂是

A.消渴方加味

B.六味地黄丸加味

C.金匮肾气丸加味

D.清胃散加味

E.玉女煎加味

23.提插补泻法中,补法的操作手法是

A.轻插重提,幅度小,频率快

B.轻插重提,幅度小,频率慢

C.重插轻提,幅度大,频率快

D.重插轻提,幅度小,频率快

E.重插轻提,幅度小,频率慢

24.哮喘实证,治疗除肺俞、中府、定喘穴外,还应选取的主穴是

A.列缺、尺泽

B.风门、合谷

C.丰隆、曲池

D.天突、外关

E.曲池、大椎

25.治疗瘾疹的主穴是

A.血海、曲池、合谷、膈俞、委中

B.大椎、曲池、太冲、风池、中脘

C.大椎、太冲、三阴交、血海、内庭

D.血海、内庭、足三里、气海、天枢

E.外关、风池、三阴交、大椎、膈俞

A2 型选择题(26 ~ 78 题)

答题说明

每一道试题是以一个小案例出现的,其下面都有 A、B、C、D、E 五个备选答案。请从中选择一个最佳答案。

26. 患者,男,38 岁。胸闷反复发作 3 年。近日来,胸闷重而心痛微,痰多气短,肢体沉重,倦怠乏力,纳呆便溏。舌体胖大且边有齿痕,苔白滑,脉滑。治疗应首选
    A. 半夏厚朴汤合黄连温胆汤
    B. 参苓白术散合二陈汤
    C. 枳实薤白桂枝汤合当归四逆汤
    D. 瓜蒌薤白半夏汤合涤痰汤
    E. 生脉散合人参养荣汤

27. 患者,男,72 岁。5 年来时感眼前发黑,周围景物旋转,甚至无法站立,精神萎靡,腰酸膝软,两目干涩,耳鸣如蝉,舌红少苔,脉细数。其诊断为
    A. 中风中经络之阴虚风动证
    B. 眩晕气血亏虚证
    C. 中风肝肾亏虚证
    D. 眩晕肾精不足证
    E. 厥证之血厥

28. 患儿,女,6 岁。白天小便频而量少,夜晚睡中遗尿,面白,气短,大便溏,舌淡苔白,脉细。针灸治疗除主穴外,应加取
    A. 百会、神门
    B. 阳陵泉、行间
    C. 肾俞、命门、太溪
    D. 脾俞、肾俞、足三里
    E. 气海、肺俞、足三里

29. 患者,女,22 岁。经行前少腹疼痛、拒按,经色暗、有血块,脉沉涩。治疗应首选
    A. 中极、次髎、地机
    B. 气海、肾俞、地机
    C. 气海、地机、合谷
    D. 中极、归来、足三里
    E. 关元、肾俞、三阴交

30. 患者,女,31 岁。妊娠 5 个月,小便频数、短赤、艰涩刺痛,面赤心烦,口舌生疮,舌质红欠润,少苔,脉细数。治疗应首选
    A. 保阴煎
    B. 猪苓汤
    C. 知柏地黄丸

D. 导赤散
E. 加味五淋散

31. 患者,女,39 岁。甲状腺肿大 20 年,呈漫肿,无痛,随喜怒而消长。属于
    A. 石瘿
    B. 气瘿
    C. 瘿痈
    D. 肉瘿
    E. 失荣

32. 患儿,男,3 个月。形体瘦弱,两颧发红,口腔内有散在白屑,周围红晕不著,手足心热。舌红苔少,指纹紫。治法应是
    A. 清泻胃火
    B. 清心泻脾
    C. 清心泻热
    D. 滋阴增液
    E. 滋阴降火

33. 患者,女,32 岁。气粗息涌,喉中痰鸣如吼,胸高胁胀,呛咳阵作,咳痰色黄黏浊,咳吐不利,烦闷不安,汗出,面赤,口苦,口渴喜饮,不恶寒,舌红苔黄腻,脉滑数。治疗应首选的方剂是
    A. 小青龙加石膏汤
    B. 桑白皮汤
    C. 清金化痰汤
    D. 麻杏甘石汤
    E. 定喘汤

34. 患者,女,34 岁。心悸气短,头晕目眩,失眠健忘,面色无华,倦怠乏力,纳呆食少,舌淡红,脉细弱。治疗应首选的方剂是
    A. 安神定志丸
    B. 归脾汤
    C. 天王补心丹
    D. 桂枝甘草龙骨牡蛎汤
    E. 黄连温胆汤

35. 患者,女,68 岁。头部疼痛 10 年,头痛隐隐,遇劳发作,兼头晕,神疲乏力,面色不华,舌淡,脉细弱。其辨证为
    A. 风湿头痛

B. 血虚头痛

C. 痰浊头痛

D. 瘀血头痛

E. 肝阳上亢头痛

36. 患者,男,69 岁。突然出现右半身活动不利,舌强语謇,兼眩晕头痛,烦躁,舌红苔黄,脉弦而有力。针灸治疗除主穴外,应加用

A. 丰隆、合谷

B. 曲池、内庭

C. 太冲、太溪

D. 足三里、气海

E. 太溪、风池

37. 患者,女,28 岁。月经提前,量多,经色深红,质稠,经行不畅,有块,时有少腹胀痛,乳房胀痛,口苦咽干,经期烦躁易怒,舌红,苔薄黄,脉弦数。治疗应首选的方剂是

A. 丹栀逍遥散

B. 两地汤

C. 保阴煎

D. 固阴煎

E. 清经散

38. 患者,女,38 岁。1 个月前右颧旁突然红、肿、热、痛,检查肿胀部突起根浅,肿势局限,范围在 3cm 左右,易脓,易溃,易敛。其诊断应是

A. 痈

B. 疖

C. 疔

D. 有头疽

E. 无头疽

39. 患儿,女,4 岁。咳嗽痰多,色黄黏稠,难以咳出,喉间痰鸣,发热口渴,烦躁不宁,舌红苔黄,脉滑数。治疗应首选的方剂是

A. 二陈汤

B. 桑菊饮

C. 桑杏汤

D. 清金化痰汤

E. 麻杏甘石汤

40. 患者,男,78 岁。终日无语,神情呆钝,智力减退,口多涎沫,头重如裹,纳呆呕恶,哭笑无常,舌胖有齿痕,苔腻,脉滑。其辨证是

A. 心肝火旺证

B. 瘀血内阻证

C. 痰浊蒙窍证

D. 气血亏虚证

E. 髓海不足证

41. 患者,男,67 岁。突然昏仆,不省人事,目合口开,鼻鼾息微,汗多,大小便自遗,脉微欲绝。治疗应首选的方剂是

A. 镇肝熄风汤

B. 桃核承气汤

C. 羚角钩藤汤合至宝丹

D. 涤痰汤

E. 参附汤合生脉散

42. 患者,女,20 岁。食海鲜后皮肤出现大小不等、形状不一的风团,高起皮肤,边界清楚,色红,瘙痒,伴恶心,肠鸣泄泻,舌红,苔黄腻,脉滑数。除主穴外,应加取

A. 大椎、风门

B. 足三里、天枢

C. 风门、肺俞

D. 足三里、脾俞

E. 三阴交、风池

43. 患者,男,45 岁。因晚上睡觉吹风扇,晨起出现右颈项痛,转动受限,并向同侧肩部放射。针灸治疗除主穴外,还宜选取

A. 血海、膈俞、肩髃

B. 合谷、曲池、大椎

C. 风池、内关、肩井

D. 风池、合谷、肩髃

E. 大椎、束骨、天宗

44. 患者,女,38 岁。月经闭止半年余,形体肥胖,胸脘满闷,带下量多,色白质稠,苔白腻,脉滑。其治法是

A. 豁痰除湿,活血通经

B. 健脾燥湿化痰,活血调经

C. 燥湿祛痰,降逆止呕

D. 祛湿化痰,行气宽中

E. 温经散寒,祛湿通络

45. 患者,男,36 岁。手足背有边缘清楚的圆形红斑,局部有群集的丘疱疹、丘疹及鳞屑痂皮,前臂和小腿也有二三处同样皮损。考虑以下何种病的可能性大

A. 白疕

B. 圆癣

C.脓疱疮

D.钱币型湿疮

E.脚湿气

46.患儿,男,3 岁。不分昼夜,多汗湿衣,抚之不温,畏寒怕风,精神倦怠,舌苔薄白。其病机是

A.营卫失调

B.肺脾气虚

C.肺卫不固

D.气阴亏虚

E.湿热迫蒸

47.患者,女,53 岁。呃声洪亮,冲逆而出,烦躁,口臭,渴喜冷饮,苔黄,脉滑数。治疗应首选的方剂是

A.白虎汤

B.玉女煎

C.竹叶石膏汤

D.泻心汤

E.小承气汤

48.患者,男,29 岁。平素情绪急躁,心烦失眠,咳痰不爽,口苦咽干,便秘。现突然昏仆,抽搐吐涎,两目上视,发猪羊叫声,舌红苔黄腻,脉弦滑数。其治法是

A.涤痰息风,开窍定痫

B.清肝泻火,化痰开窍

C.豁痰开窍,清心定痫

D.理气解郁,化痰开窍

E.化痰息风,安神定志

49.患者,女,53 岁。肩周疼痛,以肩后部为重,疼痛拒按。除肩部取穴外,还应加用

A.合谷

B.后溪

C.外关

D.内关

E.曲池

50.患者,男,34 岁。两眼红肿疼痛,眵多,畏光,流泪,兼见头痛,发热,脉浮数。针灸治疗宜

A.少商、太阳点刺出血

B.行间、侠溪点刺出血

C.外关、中渚点刺出血

D.少商、上星毫针泻法

E.内庭、曲池毫针泻法

51.患者,女,49 岁,已婚。月经紊乱 1 年,烘热汗

出,头晕耳鸣,失眠多梦,腰膝酸软,烦躁起急,舌红少苔,脉细数。治疗应首选的方剂是

A.二至丸

B.左归丸

C.右归丸

D.甘麦大枣汤

E.归肾丸

52.患者,女,29 岁。颈部有一结块,边界清楚,局部肿胀、灼热、疼痛,皮色不变。应诊断为

A.烂疔

B.发

C.有头疽

D.颈痈

E.流注

53.患儿,女,4 岁。患心肌炎 5 个月,面黄少华,形瘦倦怠,气短乏力,动则汗出,烦热口渴,夜寐不安,纳差便溏,舌光红少苔。治疗应首选的方剂是

A.失笑散

B.瓜蒌薤白半夏汤

C.葛根黄芩黄连汤

D.炙甘草汤合生脉散

E.桂枝甘草龙骨牡蛎汤

54.患者,男,34 岁。身目黄色鲜明如橘皮,发热口渴,心中懊侬,恶心欲吐,小便短少,色黄赤,大便秘结,舌苔黄腻,脉弦数。治疗应首选的方剂是

A.茵陈五苓散

B.麻黄连翘赤小豆汤

C.茵陈蒿汤

D.茵陈术附汤

E.大柴胡汤

55.患者,女,34 岁。积块坚硬,疼痛渐重,面色萎黄,肌肉瘦削,饮食锐减,舌淡紫,无苔,脉弦细。其治法是

A.理气活血,通络消积

B.理气活血,祛瘀软坚

C.理气活血,软坚散结

D.大补气血,活血化瘀

E.通滞祛积,活血化瘀

56.患者,男,65 岁。耳中如蝉鸣,时作时止,按之鸣声减弱,听力亦下降,同时伴神疲乏力,食少腹

胀,便溏,脉细弱。治疗宜在听宫、翳风、太溪、肾俞基础上,加用

A. 行间、丘墟

B. 外关、合谷

C. 丰隆、阴陵泉

D. 气海、足三里

E. 肾俞、肝俞

57. 患者,男,40岁。突然眼前发黑,昏倒不省人事,呼吸急促,牙关紧闭,舌淡苔薄,脉沉弦。治疗应选用的腧穴是

A. 水沟、曲池、合谷、足三里

B. 水沟、素髎、内关、三阴交

C. 水沟、百会、内关、足三里

D. 素髎、厉兑、太冲、足三里

E. 素髎、厉兑、太冲、三阴交

58. 患者,女,25岁,已婚。妊娠期间少量阴道出血,色淡红,质稀,小腹空坠而痛,腰酸,心悸气短,神疲肢倦,舌淡苔薄白,脉细弱略滑。治疗应首选的方剂是

A. 胎元饮

B. 寿胎丸

C. 安奠二天汤

D. 滋肾育胎丸

E. 当归散

59. 患者,女,30岁。颈部喉结一侧有一肿块,柔韧而圆,随吞咽动作上下移动,伴急躁易怒,汗出心悸,失眠多梦,消谷善饥,舌红,苔薄,脉弦。治宜选用

A. 逍遥散

B. 生脉散合海藻玉壶汤

C. 四海舒郁丸

D. 通窍活血汤

E. 顺气归脾丸

60. 患儿,男,8岁。挤眉眨眼,嘴角抽动,肢体动摇,发作无常,纳少便溏,舌淡苔白,脉滑弱。其治法是

A. 清肝泻火,息风镇惊

B. 健脾化痰,平肝息风

C. 滋阴潜阳,柔肝息风

D. 温中健脾,扶土抑木

E. 固本培元,益阴潜阳

61. 患者,女,45岁。痢下赤白脓血,脐腹灼痛,饮食

减少,心烦口干,舌质红绛少苔,脉细数。治疗宜选

A. 驻车丸

B. 连理汤

C. 香连丸

D. 芍药汤

E. 桃花汤

62. 患者,男,71岁。双下肢水肿5年,渐致面色苍白,神疲畏寒,腰膝酸软,小便点滴不爽,排尿无力。近2天来,尿闭不通,头昏泛恶,舌淡苔白,脉沉细尺弱。治法宜选

A. 温运脾阳,行气利水

B. 温补脾肾,和胃降浊

C. 温阳益气,补肾利尿

D. 温肾助阳,化气行水

E. 健脾益肾,化湿开窍

63. 患者,男,45岁。5年来胃脘部反复发作性疼痛,隐隐作痛,喜温喜按,纳差神疲,便溏,苔白,脉弱。治疗应选取的腧穴是

A. 中脘、内关、足三里、太冲、合谷

B. 中脘、内关、足三里、梁门、建里

C. 中脘、足三里、膈俞、公孙、三阴交

D. 中脘、足三里、内关、脾俞、胃俞、关元

E. 中脘、足三里、脾俞、胃俞、内庭

64. 患者,女,40岁。肘膝关节疼痛半年,痛无定处,遇寒加重,舌淡苔白,脉浮。治疗除局部取穴外,还应加取的腧穴是

A. 关元、肾俞

B. 大椎、曲池

C. 血海、膈俞

D. 合谷、关元

E. 风市、外关

65. 患者,女,25岁。带下过少,阴中干涩,阴痒,面色无华,头晕眼花,心悸失眠,神疲乏力,经行腹痛,经色紫暗,有血块,肌肤甲错,舌质暗,边有瘀点瘀斑,脉细涩。治疗应首选的方剂是

A. 左归丸

B. 右归丸

C. 四物汤

D. 小营煎

E. 六味地黄丸

66. 患者,女,26岁。产后第3周出现恶寒发热,右

乳肿胀疼痛。查体:体温 38.7℃,右乳红肿,无波动感。其治法是

A. 切开引流

B. 疏肝理气,化痰散结

C. 疏肝清胃,通乳消肿

D. 清热解毒,托里透脓

E. 泻火解毒利湿

67. 患儿,女,1 岁 5 个月。发热 1 天,体温 39.2℃,头痛,流涕,咳嗽,神昏谵语,发作时两目上视,四肢抽搐,约 2 分钟后缓解。诊断为急惊风,其辨证是

A. 风热动风证

B. 气营两燔证

C. 邪陷心肝证

D. 湿热疫毒证

E. 惊恐惊风证

68. 患者,女,40 岁。生气后咽中不适,如有炙脔,胸中窒闷,舌苔白腻,脉弦滑。其治法是

A. 疏肝理气解郁

B. 行气活血散结

C. 化痰利气解郁

D. 解毒利咽消肿

E. 疏肝和胃化痰

69. 患者,男,61 岁。劳累后即见低热已 5 年,近来每日上午低热,伴头痛头晕,倦怠无力,舌淡薄白,脉细弱。其辨证是

A. 阴虚证

B. 气虚证

C. 血瘀证

D. 阳虚证

E. 肝郁证

70. 患者,女,26 岁。头晕目眩,伴面红目赤,目胀耳鸣,烦躁易怒,口苦,善太息,舌红,苔黄,脉弦数。治疗除取督脉穴外,还应主选的经穴是

A. 足少阴、足少阳经穴

B. 足太阴、足阳明经穴

C. 足厥阴、足太阴经穴

D. 足厥阴、足少阳经穴

E. 足太阴、足少阴经穴

71. 患者,男,55 岁。1 年来每日黎明之前腹部微痛,痛即泄泻,腹部和下肢畏寒,舌淡苔白,脉沉细。治疗除取主穴外,还应选取的配穴是

A. 胃俞、合谷

B. 肝俞、内关

C. 三焦俞、公孙

D. 命门、关元

E. 关元俞、三阴交

72. 患者,女,32 岁,已婚。产后小便频数,淋沥涩痛,量少,色淡黄,午后潮热,大便干结,舌红少苔,脉细滑数。治疗应首选的方剂是

A. 八正散

B. 知柏地黄丸

C. 导赤散

D. 龙胆泻肝汤去木通

E. 二妙丸

73. 患者,男,75 岁。肛门松弛,痔核脱出,需用手托还 2 年余。现症见大便带血,面色少华,神疲乏力,舌淡,边有齿痕,苔薄白,脉弱。治疗应首选的方剂是

A. 凉血地黄汤

B. 脏连丸

C. 止痛如神汤

D. 补中益气汤

E. 黄连解毒汤

74. 患儿,男,5 岁。突发脐周剧痛,频繁呕吐,呕吐物中可见 1 条蛔虫,腹部可扪及柔软、可移动的团块,大便干结,舌淡红,苔白,脉弦数。治疗应首选的方剂是

A. 乌梅丸

B. 使君子散

C. 附子理中汤

D. 驱蛔承气汤

E. 宣白承气汤

75. 患者,男,49 岁。因受寒而致颈项疼痛、重着,以项背部疼痛为主,有明显压痛,低头加重,伴恶寒、头痛,舌淡红,苔薄白,脉弦紧。治疗除取主穴外,还应选取的配穴是

A. 申脉、外关

B. 肩髃、天宗

C. 内关、合谷

D. 风池、肩井

E. 大椎、束骨

76. 患者,女,23 岁。2 年前经期淋雨后出现痛经,后经期腹痛拒按,经色紫红有块,得温痛减,舌淡苔

白,脉沉。治疗的针灸取穴为
A.肾俞、大赫、命门、关元、血海、三阴交
B.肾俞、肝俞、太溪、太冲、血海、三阴交
C.中极、地机、次髎、三阴交、关元、归来
D.中极、地机、太冲、三阴交、期门、关元
E.肾俞、肝俞、太冲、三阴交、关元、命门

77.患者,女,38 岁。腰部困重疼痛半个月,每于阴天加重,伴头重如裹,脘腹不舒,口中黏腻,大便不爽,舌红,苔黄腻,脉濡数。其辨证是
A.寒湿腰痛
B.湿热腰痛
C.瘀血腰痛
D.肾虚腰痛
E.风湿腰痛

78.患者,男,36 岁。右上齿痛半年,隐隐作痛,时作时止,脉沉。针灸治疗在合谷、颊车、下关的基础上,应加取的腧穴是
A.外关、风池
B.内庭、二间
C.太溪、行间
D.风池、侠溪
E.风池、太冲

A3 型选择题(79～120 题)

答题说明

以下提供若干个案例,每个案例下设 3 道考题。请根据题干所提供的信息,在每一道考题下面的 A、B、C、D、E 五个备选答案中选择一个最佳答案。

(79～81 题共用题干)

患者,女,45 岁。车祸头部受伤后出现头痛 1 年,经久不愈,痛处固定不移,痛如锥刺,舌紫暗,苔薄白,脉细涩。

79.其辨证是
A.血热头痛
B.血瘀头痛
C.血虚头痛
D.血寒头痛
E.气滞头痛

80.其治法是
A.活血化瘀,通窍止痛
B.养血滋阴,活络止痛
C.清热凉血,通络止痛
D.温经通脉,和血止痛
E.疏肝理气,和血止痛

81.治疗应首选的方剂是
A.加味四物汤
B.桃仁红花煎
C.血府逐瘀汤
D.补阳还五汤
E.通窍活血汤

(82～84 题共用题干)

患者,男,25 岁。2 年前曾做过阑尾炎手术。本次因脐腹痛伴剧烈呕吐 2 天就诊。病初腹痛呈阵发性加剧,曾吐出咖啡色物,已 2 天未进食,腹胀拒按,大便秘结,口燥咽干,冷汗自出。查体:脐旁可触及条索状肿物,舌质红,苔黄燥,脉滑数。

82.其辨证是
A.气滞腹痛证
B.寒积腹痛证
C.湿热壅滞证
D.中阳不足证
E.瘀血阻滞证

83.其治法是
A.理气止痛
B.温中散寒,健脾和胃
C.泄热通腑,行气导滞
D.温补脾胃,缓急止痛
E.活血化瘀

84.治疗应首选的方剂是
A.木香顺气散加减
B.良附丸加减
C.大承气汤加减
D.黄芪建中汤加减
E.少腹逐瘀汤加减

(85～87 题共用题干)

患儿,女,9 个月。壮热不退,咳嗽剧烈,痰黄稠难

咯,气急喘憋,呼吸困难,鼻翼扇动,胸高胁满,张口抬肩,鼻孔干燥,面色红赤,口唇紫绀,涕泪俱无,烦躁不宁,口渴引饮,便秘,小便黄少。舌红少津,苔黄腻,脉红数,指纹紫滞。

85. 其辨证是
  A. 风寒郁肺证
  B. 风热郁肺证
  C. 痰热闭肺证
  D. 阴虚肺热证
  E. 毒热闭肺证

86. 其治法是
  A. 辛温宣肺,化痰止咳
  B. 调和营卫,益气固表
  C. 辛凉宣肺,化痰止咳
  D. 清热解毒,泻肺开闭
  E. 补脾益气,健脾化瘀

87. 治疗应首选
  A. 生脉散
  B. 黄连解毒汤合麻杏甘石汤
  C. 麦味地黄丸
  D. 人参五味子汤
  E. 黄芪桂枝五物汤

(88~90题共用题干)
患者,女,28岁,已婚。近3个月来经前出现小腹灼热胀痛,拒按,经色暗红,质稠有块,平素带下量多色黄,小腹疼痛,经来疼痛加剧,经前低热,小便黄赤,舌紫红,苔黄腻,脉滑数。

88. 其辨证是
  A. 肝郁血热证
  B. 阳盛血热证
  C. 瘀热互结证
  D. 湿热瘀阻证
  E. 气滞血瘀证

89. 其治法是
  A. 清热除湿,化瘀止痛
  B. 清热解毒,行气止痛
  C. 活血化瘀,理气止痛
  D. 清热利湿,化瘀散结
  E. 清热利湿,解毒化瘀

90. 治疗应首选的方剂是
  A. 止带方

  B. 仙方活命饮
  C. 血府逐瘀汤
  D. 龙胆泻肝汤
  E. 清热调血汤

(91~93题共用题干)
患者,女,25岁。乳房肿块随喜怒消长,伴有胸闷胁胀,善郁易怒,失眠多梦,心烦口苦。苔薄黄,脉弦滑。

91. 其诊断为
  A. 乳癖
  B. 乳发
  C. 乳痨
  D. 乳痈
  E. 乳核

92. 其辨证为
  A. 肝气郁结证
  B. 血瘀痰凝证
  C. 气血两亏证
  D. 肝郁痰凝证
  E. 冲任失调证

93. 治疗应首选
  A. 左归丸
  B. 开郁散
  C. 逍遥蒌贝散
  D. 二仙汤合四物汤
  E. 六味地黄汤

(94~96题共用题干)
患者,男,36岁。建筑工人,双膝关节反复疼痛6年。今年3月天气突然转冷,关节疼痛加剧,痛处固定,局部较冷,热敷后疼痛稍减,关节屈伸不利,舌质淡红而润,苔白而薄腻,脉弦紧。

94. 其诊断是
  A. 行痹
  B. 痛痹
  C. 着痹
  D. 热痹
  E. 尪痹

95. 其治法是
  A. 散寒通络,祛风除湿
  B. 培补肝肾,舒筋止痛
  C. 清热通络,祛风除湿

D. 补益肝肾,滋阴清热

E. 化痰行瘀,蠲痹通络

96. 治疗应首选的方剂是

A. 薏苡仁汤

B. 防风汤

C. 乌头汤

D. 白虎桂枝汤

E. 独活寄生汤

(97~99 题共用题干)

患者,男,73 岁。胸部膨满,憋闷如塞,短气喘息,稍劳即著,咳嗽痰多、色白黏腻,畏风易汗,脘痞纳少,倦怠乏力,舌暗苔薄腻,脉滑。

97. 其临床诊断为

A. 胸痹

B. 心悸

C. 哮病

D. 喘证

E. 肺胀

98. 其辨证为

A. 痰浊壅肺证

B. 痰热郁肺证

C. 阳虚水泛证

D. 肺肾气虚证

E. 肝阳上亢证

99. 治疗应首选

A. 越婢加半夏汤加减

B. 苏子降气汤合三子养亲汤加减

C. 平喘固本汤合补肺汤加减

D. 真武汤合五苓散加减

E. 参附汤合右归饮加减

(100~102 题共用题干)

患儿,男,4 岁。长期消瘦,近来形体明显消瘦,面色萎黄,肚腹膨胀,甚则青筋暴露,毛发稀疏结穗,性情烦躁,夜卧不安,吮指磨牙,动作异常,善食易饥。舌淡苔腻,脉沉细而滑。

100. 其辨证是

A. 疳肿胀证

B. 口疳证

C. 疳气证

D. 疳积证

E. 干疳证

101. 其治法是

A. 消积理脾

B. 补益气血

C. 健脾温阳,利水消肿

D. 调脾健运

E. 清心泻火,滋阴生津

102. 治疗应首选的方剂是

A. 八珍汤

B. 资生健脾丸

C. 泻心导赤散

D. 防己黄芪汤

E. 肥儿丸

(103~105 题共用题干)

患者,女,30 岁,已婚。平素月经周期尚可,月经量少、色暗质稀、2 天即净,时常头晕眼花,耳鸣,精神不振,伴腰酸乏力,足跟痛,夜尿多。舌淡,脉沉弱。

103. 其诊断是

A. 月经先后无定期

B. 绝经前后诸证

C. 月经后期

D. 月经过多

E. 月经过少

104. 其治法是

A. 益气养阴调经

B. 活血化瘀调经

C. 化瘀燥湿调经

D. 补肾益精,养血调经

E. 养血益气调经

105. 治疗应首选的方剂是

A. 二陈加芎归汤

B. 滋血汤

C. 归肾汤

D. 桃红四物汤

E. 苍附导痰丸

(106~108 题共用题干)

患者,男,37 岁。症见左下肢疼痛,皮肤干燥,毫毛脱落,左足第 4、5 趾甲增厚变形,肌肉萎缩,趾呈干性坏疽,口干欲饮,便秘溲赤,舌红,苔黄,脉弦细数。

106. 其诊断是

A. 脱疽热毒伤阴证

B. 脱疽血脉瘀阻证

C. 脱疽气阴两虚证

D. 脱疽湿热毒盛证

E. 脱疽寒湿阻络证

107. **其治法是**

A. 益气养阴

B. 清热利湿,解毒活血

C. 活血化瘀,通络止痛

D. 清热解毒,养阴活血

E. 温阳散寒,活血通络

108. **治疗应首选的方剂是**

A. 阳和汤

B. 顾步汤

C. 四妙勇安汤

D. 黄芪鳖甲汤

E. 桃红四物汤

(109～111题共用题干)

患者,女,34岁。近2年来情绪不宁,急躁易怒,胸胁胀满,口苦而干,头痛目赤,耳鸣,舌质红苔黄,脉弦数。

109. **所患疾病属于**

A. 肝气郁结证

B. 气郁化火证

C. 痰气郁结证

D. 心神失养证

E. 心脾两虚证

110. **此证的治法是**

A. 行气开郁,化痰散结

B. 疏肝解郁,理气畅中

C. 疏肝解郁,清肝泻火

D. 甘润缓急,养心安神

E. 健脾养心,补益气血

111. **治疗此证应首选的方剂是**

A. 甘麦大枣汤加减

B. 半夏厚朴汤加减

C. 归脾汤加减

D. 柴胡疏肝散加减

E. 丹栀逍遥散加减

(112～114题共用题干)

患儿,女,5岁。面色少华,不思饮食,食而无味,拒

进饮食,迫食后恶心、呕吐,脘腹作胀,形体偏瘦,精神状态一般正常,大小便正常,舌苔白。

112. **其辨证是**

A. 脾失健运证

B. 脾胃阴虚证

C. 脾胃气虚证

D. 乳食内积证

E. 脾虚夹积证

113. **其治法是**

A. 调和脾胃,运脾开胃

B. 消乳化食,和中导滞

C. 健脾益气,佐以助运

D. 滋脾养胃,佐以助运

E. 健脾助运,消食化滞

114. **治疗应首选的方剂是**

A. 保和丸

B. 健脾丸

C. 不换金正气散

D. 益胃汤

E. 参苓白术散

(115～117题共用题干)

患者,女,32岁。产后肢体关节疼痛,屈伸不利,得热痛减,伴恶寒怕风。舌苔薄白,脉濡细。

115. **其诊断是**

A. 痹证

B. 痿证

C. 产后身痛

D. 产后郁冒

E. 产后血劳

116. **其辨证是**

A. 血虚证

B. 风寒证

C. 血瘀证

D. 肾虚证

E. 气虚证

117. **治疗应首选的方剂是**

A. 养荣壮肾汤

B. 身痛逐瘀汤

C. 黄芪桂枝五物汤

D. 独活寄生汤

E. 九味羌活汤

(118~120题共用题干)

患者,女,43岁。入院时诊断为肠痈。现腹皮挛急,腹痛加剧,全腹压痛、反跳痛,腹胀,壮热,纳呆,恶心呕吐,便秘。舌红苔黄腻,脉弦数。

118. **其为肠痈的哪一期**
    A. 初期
    B. 酿脓期
    C. 中期
    D. 溃脓期
    E. 晚期

119. **其治法是**

A. 行气活血,通腑泄热
B. 通腑泄热,解毒利湿透脓
C. 通腑排脓,养阴清热
D. 通腑排毒,养血清热
E. 行气活血,通腑排便

120. **其代表方是**
    A. 大黄牡丹汤
    B. 复方大柴胡汤
    C. 红藤煎剂
    D. 透脓散
    E. 普济消毒饮

B1 型选择题(121~150题)

答题说明

以下提供若干组考题,每组考题共用在考题前列出的 A、B、C、D、E 五个备选答案。请从中选择一个最佳答案。某个备选答案可能被选择一次、多次或不被选择。

A. 胃脘胀满,脘痛连胁
B. 胃脘灼痛
C. 胃脘隐痛
D. 胃脘刺痛
E. 胃脘胀痛,嗳腐吞酸

121. **瘀血胃痛的特点是**
122. **食滞胃痛的特点是**

A. 补脾益气,和胃化湿
B. 补脾益肾,益气和营
C. 补养气血,健运脾胃
D. 益气养阴,健脾和胃
E. 补中益气,升清降浊

123. **眩晕动则加剧,面色㿠白,唇甲不华,心悸少寐,纳呆,舌质淡,脉细弱,治法宜选**

124. **时时眩晕,面白少神,便溏下坠,脉细无力,治法宜选**

A. 略瘦,面色少华,性急易怒
B. 肚腹膨胀,甚则暴露青筋,性情烦躁
C. 极瘦,皮肤瘪皱,肉脱腹凹,精神萎靡
D. 口舌生疮,甚或糜烂,秽臭难闻,面赤心烦
E. 足踝浮肿,甚或延及全身,四肢欠温,尿少

125. **疳积证的辨证要点是**
126. **口疳证的辨证要点是**

A. 初起有多个粟粒状脓头
B. 初起光软无头,红肿疼痛,范围6~9cm
C. 初起疮形如粟粒状,坚硬根深
D. 初起皮肤可见片状红斑,边界清楚,压之褪色,抬手即复
E. 初起疮形如粟,突起根浅

127. **有头疽的特征是**
128. **丹毒的特征是**

A. 调节全身阴经经气
B. 涵蓄十二经气血
C. 调节六阴经经气
D. 调节肢体运动
E. 约束纵行躯干的诸条经脉

129. **带脉的功能是**
130. **冲脉的功能是**

A. 隐白
B. 公孙
C. 内庭
D. 丰隆
E. 阴陵泉

131. **治疗痰邪所致病证,应选取的腧穴是**
132. **治疗月经过多、崩漏等妇科病证,应选取的腧穴是**

A. 血热或气虚

B. 血虚、肾虚或寒凝血滞

C. 气郁、肾虚

D. 湿热

E. 气虚、血虚

133. 月经经量过多,多属

134. 月经经量过少,多属

A. 玉女煎

B. 泻心汤合十灰散

C. 龙胆泻肝汤

D. 加味清胃散合泻心汤

E. 泻白散合黛蛤散

135. 治疗吐血胃热壅盛证,应首选

136. 治疗鼻衄胃热壅盛证,应首选

A. 六君子汤

B. 补中益气汤

C. 生脉地黄汤合金水六君煎

D. 金匮肾气丸

E. 玉屏风散

137. 治疗哮病缓解期肺脾气虚证最宜选用

138. 治疗哮病缓解期肺肾两虚证最宜选用

A. 解肌透痧汤

B. 凉营清气汤

C. 沙参麦冬汤

D. 银翘散

E. 清胃解毒汤

139. 治疗丹痧邪侵肺卫证,应首选

140. 治疗丹痧毒炽气营证,应首选

A. 二期内痔

B. 三期内痔

C. 一度直肠脱垂

D. 二度直肠脱垂

E. 三度直肠脱垂

141. 患者排便时肛内脱出肿物,分界清楚,便后能

自行回纳,易出血。其诊断是

142. 患者排便时肛内脱出肿物,为环状淡红色黏膜皱襞,长 3~5cm,触之柔软,无弹性,便后能自行回纳,不易出血。其诊断是

A. 太冲、太溪

B. 太溪、悬钟

C. 中脘、丰隆

D. 血海、膈俞

E. 脾俞、足三里

143. 治疗痰浊头痛,除主穴外应配合

144. 治疗血虚头痛,除主穴外应配合

A. 太溪、中封

B. 商丘、解溪

C. 丘墟透照海

D. 颊车、合谷、太冲

E. 廉泉、通里、哑门

145. 治疗中风足内翻者,宜加用

146. 治疗中风语言謇涩者,宜加用

A. 两地汤合二至丸

B. 逐瘀止血汤

C. 清肝止淋汤

D. 清热固经汤

E. 燥湿化痰汤

147. 治疗经间期出血肾阴虚证,应首选

148. 治疗经间期出血湿热证,应首选

A. 千金苇茎汤合如金解毒散

B. 银翘散

C. 葶苈大枣泻肺汤

D. 沙参麦冬汤或桔梗杏仁煎

E. 加味桔梗汤

149. 肺痈成痈期应选

150. 肺痈溃脓期应选

参 考 答 案

第 一 单 元

1. E	2. B	3. C	4. D	5. A	6. A	85. E	86. D	87. A	88. A	89. D	90. B
7. A	8. C	9. B	10. E	11. B	12. C	91. A	92. D	93. B	94. A	95. C	96. C
13. B	14. E	15. C	16. C	17. C	18. D	97. B	98. A	99. C	100. B	101. C	
19. A	20. A	21. B	22. D	23. B	24. D	102. D	103. A	104. E	105. E	106. B	
25. A	26. C	27. B	28. E	29. D	30. D	107. D	108. A	109. C	110. E	111. D	
31. B	32. A	33. C	34. A	35. B	36. C	112. D	113. E	114. C	115. C	116. D	
37. B	38. A	39. D	40. B	41. C	42. C	117. E	118. A	119. A	120. B	121. A	
43. C	44. C	45. B	46. E	47. B	48. C	122. C	123. C	124. E	125. A	126. A	
49. C	50. E	51. A	52. A	53. B	54. A	127. E	128. D	129. E	130. A	131. A	
55. C	56. D	57. E	58. B	59. B	60. D	132. B	133. B	134. A	135. C	136. D	
61. E	62. D	63. B	64. D	65. A	66. E	137. D	138. B	139. A	140. E	141. D	
67. C	68. C	69. C	70. B	71. B	72. E	142. B	143. B	144. C	145. E	146. D	
73. C	74. A	75. D	76. D	77. B	78. C	147. C	148. D	149. C	150. A		
79. B	80. D	81. D	82. A	83. E	84. C						

第 二 单 元

1. E	2. B	3. B	4. B	5. C	6. D	85. E	86. D	87. B	88. D	89. A	90. E
7. D	8. E	9. E	10. B	11. D	12. C	91. A	92. D	93. C	94. B	95. A	96. C
13. A	14. D	15. B	16. B	17. D	18. D	97. E	98. A	99. B	100. D	101. A	
19. B	20. E	21. C	22. E	23. E	24. A	102. E	103. E	104. D	105. C	106. A	
25. A	26. D	27. D	28. E	29. A	30. D	107. D	108. B	109. B	110. C	111. E	
31. B	32. E	33. E	34. B	35. B	36. C	112. A	113. A	114. C	115. C	116. B	
37. A	38. B	39. D	40. C	41. E	42. B	117. D	118. B	119. C	120. B	121. D	
43. D	44. B	45. D	46. A	47. C	48. B	122. E	123. C	124. E	125. B	126. D	
49. B	50. A	51. A	52. D	53. D	54. C	127. A	128. D	129. E	130. B	131. D	
55. D	56. D	57. C	58. A	59. B	60. D	132. A	133. A	134. B	135. B	136. A	
61. A	62. B	63. D	64. C	65. D	66. B	137. B	138. B	139. A	140. B	141. A	
67. A	68. C	69. B	70. D	71. D	72. B	142. C	143. C	144. E	145. C	146. E	
73. D	74. D	75. E	76. C	77. B	78. C	147. A	148. C	149. A	150. E		
79. B	80. A	81. E	82. C	83. C	84. C						

医师资格考试通关要卷（三）

（医学综合）

中医执业助理医师

考生姓名：＿＿＿＿＿＿＿

准考证号：＿＿＿＿＿＿＿

考　　点：＿＿＿＿＿＿＿

考　场　号：＿＿＿＿＿＿＿

A1 型选择题(1~68 题)

答题说明

每一道试题下面有 A、B、C、D、E 五个备选答案。请从中选择一个最佳答案。

---

1. 中医理论体系的主要特点是
   A. 阴阳五行和脏腑经络
   B. 五脏为中心的整体观
   C. 望闻问切和辨证论治
   D. 整体观念和辨证论治
   E. 辨证求因和审因论治

2. "益火之源,以消阴翳"体现的治则是
   A. 阴病治阳
   B. 阳病治阴
   C. 热者寒之
   D. 寒者热之
   E. 阳中求阴

3. 两种药物合用能产生或增强毒性,这种配伍关系是
   A. 相杀
   B. 相畏
   C. 相恶
   D. 相反
   E. 相使

4. 既能治疗风寒头痛,又能治疗鼻渊的药物是
   A. 细辛
   B. 麻黄
   C. 荆芥
   D. 藿香
   E. 薄荷

5. 下列各项,不属于黄连功效的是
   A. 清热
   B. 安胎
   C. 燥湿
   D. 泻火
   E. 解毒

6. 嘶哑样咳嗽,可见于
   A. 急性喉炎
   B. 声带白斑
   C. 百日咳
   D. 胸膜炎
   E. 支气管扩张

7. 下列不属于个人史的是
   A. 社会经历
   B. 习惯与嗜好
   C. 冶游史
   D. 职业和生活条件
   E. 生育情况

8. 主动脉瓣狭窄可出现的体征是
   A. 心尖部舒张期震颤
   B. 胸骨左缘第 2 肋间收缩期震颤
   C. 胸骨左缘第 2 肋间舒张期震颤
   D. 胸骨右缘第 2 肋间收缩期震颤
   E. 胸骨右缘第 2 肋间舒张期震颤

9. 下列各项,不属于邪盛神乱而失神的临床表现的是
   A. 壮热神昏
   B. 肉削著骨,动作艰难
   C. 神昏谵语,躁扰不宁
   D. 呼吸气粗,喉中痰鸣
   E. 猝然昏倒,双手握固,牙关紧闭

10. 胃溃疡的主要症状是
    A. 反酸、嗳气
    B. 进食后上腹饱胀
    C. 上腹部疼痛
    D. 恶心不伴呕吐
    E. 食欲不振

11. 下列各项,对急性重型肝炎诊断无提示意义的是
    A. 丙氨酸氨基转移酶 >1000U/L
    B. 肝性脑病
    C. 深度黄疸
    D. 肝脏迅速缩小
    E. 腹水、肠胀气

12. 土不足时,木乘土虚而克之,属于
    A. 母病及子
    B. 子病犯母
    C. 相克
    D. 相乘
    E. 相侮

13. 主管生长发育的脏是
    A. 肝
    B. 心
    C. 脾
    D. 肺
    E. 肾

14. 济川煎的功用是
    A. 滋阴增液,泄热通便
    B. 温肾益精,润肠通便
    C. 滋阴增液,养血润燥
    D. 滋阴增液,润肠通便
    E. 滋阴益精,养血润肠

15. 清暑益气汤中的君药是
    A. 西瓜翠衣、西洋参
    B. 西瓜翠衣、荷梗
    C. 西洋参、麦冬
    D. 荷梗、西洋参
    E. 荷梗、麦冬

16. 下列各项,不属于肾气丸主治证候的是
    A. 腰痛脚软
    B. 下半身冷感
    C. 小便不利
    D. 小便反多
    E. 咳嗽咳血

17. HIV 造成机体免疫功能损害,主要侵犯的细胞是
    A. CD4$^+$T 淋巴细胞
    B. CD8$^+$T 淋巴细胞
    C. B 淋巴细胞
    D. 自然杀伤细胞(NK 细胞)
    E. 浆细胞

18. 下列各项,符合流行性脑脊髓膜炎脑脊液检查结果的是
    A. 外观浑浊,呈脓性,白细胞数明显减少,氯化物降低,蛋白质增高,糖降低
    B. 外观浑浊,呈脓性,白细胞数明显升高,氯化物降低,蛋白质降低,糖升高
    C. 外观浑浊,呈脓性,白细胞数明显升高,氯化物降低,蛋白质增高,糖降低
    D. 外观浑浊,呈脓性,白细胞数稍多,氯化物正常,蛋白质轻度增高,糖正常
    E. 外观浑浊,白细胞数明显减少,氯化物降低,

蛋白质增高,糖降低

19. 下列各项,不属传染病基本特征的是
    A. 有病原体
    B. 有感染后免疫性
    C. 有流行病学特征
    D. 有发热
    E. 有传染性

20. 具有通行元气和运行水液功能的是
    A. 肾
    B. 肺
    C. 肝
    D. 三焦
    E. 脾

21. 与血液生成关系密切的脏腑是
    A. 心、脾、肝、肾
    B. 心、脾、肝、肺
    C. 心、肝、肺、肾
    D. 脾、肺、肾、肝
    E. 心、脾、肺、肾

22. 下列各项,不属于山豆根功效的是
    A. 清肺热
    B. 利咽喉
    C. 活血化瘀
    D. 消肿止痛
    E. 清热解毒

23. 既能用于风湿痹证,又可用于骨蒸潮热的药物是
    A. 威灵仙
    B. 络石藤
    C. 木瓜
    D. 秦艽
    E. 防己

24. 既能消食和胃,又能发散风寒的药物是
    A. 紫苏
    B. 藿香
    C. 山楂
    D. 神曲
    E. 陈皮

25. 可使气管偏向患侧的疾病是
    A. 气胸
    B. 一侧肺不张
    C. 一侧甲状腺肿大

D. 胸腔积液

E. 纵隔肿瘤

26. **引起中性粒细胞增多的疾病是**

A. 脾功能亢进

B. 伤寒

C. 系统性红斑狼疮

D. 流行性感冒

E. 急性大出血

27. **血肌酐(Cr)测定反映的是**

A. 肾小球滤过功能

B. 肾小管排泌功能

C. 肾小管重吸收功能

D. 肾脏调节水液平衡功能

E. 肾脏调节酸碱平衡功能

28. **小儿食指络脉透关射甲的临床意义是**

A. 邪气入经

B. 邪气入络

C. 邪入脏腑

D. 邪深病重

E. 病情凶险

29. **可出现异嗜癖症状的贫血是**

A. 缺铁性贫血

B. 溶血性贫血

C. 巨幼细胞贫血

D. 自身免疫性溶血性贫血

E. 再生障碍性贫血

30. **下列关于流行性乙型脑炎脑脊液的改变,叙述正确的是**

A. 中性粒细胞减少

B. 糖及氯化物升高

C. 蛋白质轻度升高

D. 外观非常浑浊

E. 白细胞总数减少

31. **主胞胎的经脉是**

A. 任脉

B. 督脉

C. 冲脉

D. 带脉

E. 阴维脉

32. **"治痰先治气"的理论依据是**

A. 气能生津

B. 气能行津

C. 气能摄津

D. 津能生气

E. 津能载气

33. **酸枣仁汤中配伍川芎的意义是**

A. 祛瘀血,止疼痛

B. 调肝血,疏肝气

C. 祛风邪,止头痛

D. 行气滞,化瘀血

E. 化瘀血,疏肝气

34. **治疗梅核气的常用方剂是**

A. 苏子降气汤

B. 枳实薤白桂枝汤

C. 越鞠丸

D. 半夏厚朴汤

E. 旋覆代赭汤

35. **以活血祛瘀、行气止痛为主要功用的方剂是**

A. 温经汤

B. 暖肝煎

C. 天台乌药散

D. 复元活血汤

E. 血府逐瘀汤

36. **下列有关狂犬病的预防措施,正确的是**

A. 被咬伤后预防接种 1 次即可

B. 疑似病犬应隔离 3 日

C. 被咬伤后预防接种 3 次即可

D. 被咬伤后伤口周围可注射免疫血清

E. 被咬伤后伤口应及时冲洗消毒并缝合

37. **伤寒最具诊断价值的是**

A. 肥达反应阴性

B. "O"效价≥1∶80,"H"效价≥1∶160

C. 只有"O"抗体效价的升高

D. 仅有"H"抗体效价增高,而"O"抗体效价不高

E. 白细胞计数减少或正常

38. **肺结核的基本病变是**

A. 纤维化、钙化、结核结节

B. 浸润性病变、干酪样坏死

C. 干酪样坏死、支气管播散

D. 结核结节、血行播散性病变

E. 渗出、增生、干酪样坏死

39. **循行于下肢外侧中线的经脉是**

A. 胆经

B. 脾经

C. 胃经

D. 膀胱经

E. 三焦经

40. 与湿浊内生关系最密切的是

A. 肾的气化功能减退

B. 膀胱失司

C. 脾失健运

D. 肺失宣降

E. 三焦气化失司

41. 下列各项，具有杀虫、疗癣功效的药物是

A. 槟榔

B. 雷丸

C. 使君子

D. 苦楝皮

E. 鹤草芽

42. 既能清热定惊，又能平喘、通络利尿的药物是

A. 地龙

B. 全蝎

C. 牛黄

D. 钩藤

E. 僵蚕

43. 清燥救肺汤的药物组成中含有

A. 生地黄、玄参

B. 生地黄、当归

C. 麦冬、人参

D. 当归、白芍

E. 麦冬、半夏

44. 宣上、畅中、渗下的代表方剂是

A. 三仁汤

B. 藿香正气散

C. 甘露消毒丹

D. 五苓散

E. 苓桂术甘汤

45. 观察舌苔以辨别病邪性质，主要依据的是

A. 舌苔的有无

B. 舌苔的厚薄

C. 舌苔的消长

D. 舌苔的润燥

E. 舌苔的颜色

46. 下列不属于牢脉特点的是

A. 轻取不应，重按始得

B. 超过本位

C. 坚牢不移

D. 往来艰涩

E. 端直而长

47. 一度房室传导阻滞时的心电图改变是

A. P 波增宽 >0.12 秒

B. QRS 波群增宽 >0.12 秒

C. PR 间期 ≥0.2 秒

D. PR 间期 <0.21 秒

E. PR 间期逐渐延长

48. 粪便隐血试验阳性时，上消化道出血量至少达到

A. 5mL

B. 10mL

C. 20mL

D. 50mL

E. 60mL

49. 下列不属锥体束病变时病理反射的是

A. 巴宾斯基征

B. 查多克征

C. 戈登征

D. 拉塞格征

E. 奥本海姆征

50. 靴形心常见于

A. 主动脉瓣关闭不全

B. 肺动脉瓣关闭不全

C. 二尖瓣狭窄

D. 二尖瓣关闭不全

E. 三尖瓣狭窄

51. 虚的病机概念，主要是指

A. 卫气不固

B. 正气虚损

C. 脏腑功能低下

D. 气血生化不足

E. 气化无力

52. 大出血的治则是

A. 扶正兼祛邪

B. 祛邪兼扶正

C. 急则治标

D. 缓则治本

E. 标本同治

53. 治疗寒闭神昏的首选药物是
    A. 冰片
    B. 麝香
    C. 苏合香
    D. 石菖蒲
    E. 远志

54. 性味甘温,能够补肝肾、强筋骨、安胎的药物是
    A. 五加皮
    B. 续断
    C. 杜仲
    D. 狗脊
    E. 菟丝子

55. 下列各项,属于二陈汤药物组成的是
    A. 陈皮、泽泻
    B. 橘红、茯苓
    C. 乌梅、远志
    D. 贝母、半夏
    E. 白术、甘草

56. 一贯煎中重用生地黄为君,意在
    A. 清热凉血
    B. 滋阴凉血
    C. 壮水制火
    D. 补益肝肾
    E. 滋养肺肾

57. 下列不属于气不固证临床表现的是
    A. 自汗
    B. 滑胎
    C. 小便失禁
    D. 遗精
    E. 脱肛

58. 下列各项,不属于湿热蕴脾证临床表现的是
    A. 纳呆厌食
    B. 渴不多饮
    C. 口甜口黏
    D. 面黄晦暗
    E. 小便短黄

59. 判断慢性心力衰竭患者心室收缩功能的主要指标是
    A. LVEF 下降
    B. E/A 下降

C. 心率加快
D. 心音低钝
E. 心室舒张末期容积增加

60. 支气管哮喘发作与心源性哮喘发作的鉴别有困难时,可用哪种药物治疗
    A. 地高辛
    B. 氨茶碱
    C. 吗啡
    D. 异丙托溴铵
    E. 异丙肾上腺素

61. 溃疡性结肠炎病变最常发生的部位是
    A. 降结肠
    B. 横结肠
    C. 回肠末段及升结肠
    D. 直肠及乙状结肠
    E. 全结肠

62. 治疗类风湿关节炎的药物,错误的是
    A. 长效青霉素
    B. 糖皮质激素
    C. 非甾体类抗炎药
    D. 改变病情抗风湿药
    E. 雷公藤多苷

63. 药品所标明的适应证或者功能主治超出规定范围的,属于
    A. 可使用药品
    B. 不能使用药品
    C. 不合格药品
    D. 假药
    E. 劣药

64. 对患者死因有异议的,应在48小时内进行尸检,具备冷冻条件的可以延长至
    A. 3 天
    B. 4 天
    C. 5 天
    D. 6 天
    E. 7 天

65. 下列乙类传染病中,依法采取甲类传染病预防控制措施的是
    A. 病毒性肝炎
    B. 伤寒和副伤寒
    C. 淋病、梅毒

D. 淋病、艾滋病

E. 肺炭疽

66. 下列做法中不违背医学伦理学无伤原则的是

　　A. 因急于手术抢救患者,未由家属或患者签署

　　　手术同意书

　　B. 发生故意伤害

　　C. 造成本可避免的残疾

　　D. 造成本可避免的患者自杀

　　E. 造成本可避免的人格伤害

67. 1976 年,美国学者提出的医患关系的基本模式是

　　A. 主动－被动型、互相－合作型、平等参与型

B. 主动－合作型、相互－指导型、共同参与型

C. 主动－配合型、指导－合作型、共同参与型

D. 主动－被动型、指导－合作型、共同参与型

E. 主动－被动型、共同参与型、父权主义型

68. 下述内容,不属于临床道德原则的是

　　A. 知情同意原则

　　B. 身心统一原则

　　C. 最优化原则

　　D. 保密原则

　　E. 生命价值原则

A2 型选择题(69～100 题)

> **答题说明**
>
> 　　每一道试题是以一个小案例出现的,其下面都有 A、B、C、D、E 五个备选答案。请从中选择一个最佳答案。

69. 患者,男,35 岁。2 天来发热,微恶寒,无汗,头身疼痛,口苦,胁痛,尿短黄,大便黏臭,舌红苔薄白,脉数。其临床意义是

　　A. 表里俱热

　　B. 表寒里热

　　C. 真寒假热

　　D. 真热假寒

　　E. 表热里寒

70. 患者,男,65 岁。目光无彩,瞳神呆滞,面色晦暗,神情萎靡,身体沉重,反应迟钝,语声断续,意识朦胧。其诊断是

　　A. 得神

　　B. 失神

　　C. 少神

　　D. 心阳不足

　　E. 心阴虚

71. 患者,女,26 岁。胃脘嘈杂,隐隐灼痛,饥不欲食,干呕,大便干结,舌红少津,脉细数。其辨证是

　　A. 脾阴不足证

　　B. 胃阴不足证

　　C. 胃燥津亏证

　　D. 胃热炽盛证

　　E. 肝胃不和证

72. 患者,女,30 岁。出现蛋白尿 3 个月,24 小时尿蛋白总量为 3.5g,有肘、肩、双手指关节疼痛病

史 2 年。为明确诊断,检查应首选

　　A. 抗核抗体谱检查

　　B. 肾功能检查

　　C. 抗链"O"检查

　　D. 类风湿因子

　　E. C 反应蛋白

73. 患者,男,68 岁。既往有原发性高血压病史 30 余年、肾功能不全 3 年。现症见尿少,水肿,血肌酐 441μmol/L。其不能应用的降压药物是

　　A. 利尿剂

　　B. 血管紧张素转化酶抑制剂

　　C. 钙拮抗剂

　　D. α 受体阻滞剂

　　E. β 受体阻滞剂

74. 患者,女,59 岁。慢性肺心病病史 6 年。近 1 个月来食欲不振,腹胀,恶心,呕吐,肝区痛。查体:肝肿大,双下肢水肿,颈静脉怒张。最可能的诊断是

　　A. 左心衰竭

　　B. 右心衰竭

　　C. 全心衰竭

　　D. 急性肺水肿

　　E. 慢性肾衰竭

75. 患者,男,66 岁。风邪初中经络,口眼㖞斜,舌强不能言语,手足不能运动。治疗应首选

　　A. 牵正散

B. 小活络丹

C. 镇肝熄风汤

D. 大定风珠

E. 大秦艽汤

76. 患者,女,42岁。头微痛,恶寒无汗,咳嗽痰稀,鼻塞嗌干,舌苔白,脉弦。治疗应首选

A. 杏苏散

B. 麻黄汤

C. 止嗽散

D. 小青龙汤

E. 桑杏汤

77. 患者,女,54岁。面色㿠白,时自汗出,恶风,经常患感冒,脉浮无力。选用与黄芪配伍的药物是

A. 党参、白术

B. 党参、茯苓

C. 党参、甘草

D. 白术、防风

E. 白术、茯苓

78. 患者,男,38岁。形体消瘦,倦怠乏力,脘腹隐作痛,大便溏薄,一日三行,舌质淡,脉沉细无力。用药应首选

A. 党参、白术

B. 党参、升麻

C. 山药、柴胡

D. 黄芪、升麻

E. 党参、柴胡

79. 患者,男,55岁。劳累及情绪激动后,多次出现短时间胸骨后疼痛,下列哪项血清检查对明确诊断最有参考意义

A. 钾

B. 钠

C. 氯化物

D. 钙

E. 胆固醇及甘油三酯

80. 患者,男,35岁。常感上腹部不适8年,近2个月来呕吐频繁。体格检查见上腹部见蠕动波,振水声阳性,其呕吐物的性状应是

A. 黄绿色液体

B. 咖啡样液体

C. 鲜血

D. 酸酵食物

E. 带粪臭味

81. 患者,男,43岁。大便泄泻,臭如败卵,夹有未消化食物,矢气酸臭。属于

A. 脾胃虚寒

B. 膀胱湿热

C. 伤食

D. 肠中郁热

E. 消渴

82. 患者,男,50岁。初为关节冷痛、重着、麻木,病程日久,过服温燥药物,而变成患处红肿灼痛。属于

A. 真热假寒

B. 真寒假热

C. 真实假虚

D. 寒证化热

E. 真虚假实

83. 患者,女,41岁。症见积块软而不坚,固定不移,胀与痛并存。舌苔薄,脉沉实。属于

A. 气机阻滞

B. 血瘀气结

C. 气滞血阻

D. 气滞湿阻

E. 湿热蕴结

84. 患者,女,30岁。既往有风湿热病史。近半年来咳嗽,痰中带血,活动后气短。查体:两肺(-),心尖部可闻及舒张期隆隆样杂音。X线检查:左心房增大。应首先考虑的诊断是

A. 风湿性心脏病,二尖瓣关闭不全

B. 风湿性心脏病,二尖瓣狭窄

C. 肺结核

D. 肺癌

E. 支气管扩张

85. 患者,男,20岁。咳嗽伴低热、盗汗、乏力1个月。X线检查示右肺上有云雾状阴影。应首先考虑的诊断是

A. 原发性肺结核

B. 血行播散性肺结核

C. 浸润性肺结核

D. 慢性纤维空洞性肺结核

E. 结核性胸膜炎

86. 患者,女,32岁。近2个月来出现发热、咽痛、牙

龈出血,自服阿莫西林后咽痛缓解,仍有发热、乏力,并于洗浴时发现胸骨压痛。检查:血红蛋白72g/L,血小板 57 × 10⁹/L,骨髓原始细胞37%。确诊为急性白血病,则其分类诊断应首选的检查是

A. 血象

B. 骨髓象

C. 血细胞化学染色

D. 细胞遗传学检查

E. 免疫学检查

87. 患者,男,49 岁。肩背疼不可回顾,头痛身重,腰脊疼痛,舌苔白,脉浮。治疗应选用

A. 独活寄生汤

B. 三仁汤

C. 小青龙汤

D. 羌活胜湿汤

E. 麻黄汤

88. 患者,女,40 岁。眩晕头痛,胸闷恶心,舌苔白腻,脉弦滑。治疗应选用

A. 小青龙汤

B. 清气化痰丸

C. 温胆汤

D. 半夏白术天麻汤

E. 止嗽散

89. 患者,男,43 岁。口苦,心烦,胸闷不舒,入睡困难,舌质红,脉数。用药应首选

A. 栀子、淡豆豉

B. 栀子、芦根

C. 黄连、肉桂

D. 酸枣仁、柏子仁

E. 酸枣仁、远志

90. 患者,男,25 岁。发热 1 天,右下腹痛,拒按,大便 3 日未行,舌质红,舌苔黄,脉滑数。用药应首选

A. 桃仁、薏苡仁

B. 红藤、薏苡仁

C. 大黄、牡丹皮

D. 牡丹皮、赤芍

E. 大黄、枳实

91. 患者,女,56 岁。诊断为慢性支气管炎、肺气肿,出现下列哪项提示发展到肺源性心脏病

A. 气促

B. 第一心音减弱

C. 剑突下搏动

D. 双肺干啰音伴少许湿啰音

E. 呼吸音减弱

92. 男,25 岁。反复上腹饥饿性疼痛 2 年。1 周来受凉后再发上腹痛,恶心,反酸。查体:腹软,上腹部压痛,未触及包块,肝脾未触及。最可能的诊断是

A. 胆囊炎

B. 胃癌

C. 胃溃疡

D. 胰腺炎

E. 十二指肠溃疡

93. 患者,女,42 岁。患感冒已经 5 天,现胸胁苦满,口苦咽干目眩,不欲饮食,舌边赤,脉弦。用药应首选

A. 荆芥、防风

B. 桑叶、菊花

C. 柴胡、黄芩

D. 葛根、升麻

E. 柴胡、葛根

94. 患者,女,40 岁。素体虚弱,纳食不香,短气乏力,头晕心慌,面色苍白,时嗳气,腹胀,经查诊断为胃下垂。用药应首选

A. 黄芪、升麻、薄荷

B. 黄芪、人参、甘草

C. 黄芪、升麻、柴胡

D. 升麻、柴胡、葛根

E. 升麻、柴胡、薄荷

95. 患者,男,45 岁。症见脘腹胀闷疼痛,攻窜不定,痛引少腹,嗳气,善太息。舌苔薄白,脉弦。属于

A. 寒邪内阻

B. 湿热壅滞

C. 瘀血阻滞

D. 饮食积滞

E. 气机郁滞

96. 患者,女,53 岁。精神恍惚,心神不宁,悲忧善哭,喜怒无常,时时欠伸。舌淡苔薄,脉弦细。属于

A. 肝气郁结

B. 气郁化火

C. 气滞痰郁

D. 心神失养

E. 阴虚火旺

97. 患者,男,65 岁。既往有高血压及糖尿病病史多年。1 天前发现左侧肢体活动受限,吐字不清,神志清楚,无明显头痛、呕吐。查体:左侧上、下肢肌力均为 3 级,左侧半身痛觉减退。头颅 CT 检查未见异常。临床上考虑最可能的诊断是

A. 脑梗死

B. 动脉血栓性脑栓塞

C. 脑出血

D. 短暂性脑缺血发作

E. 蛛网膜下腔出血

98. 患者,男,23 岁。注射青霉素后突发意识丧失。查体:心率 122 次/分,血压 80/50mmHg。已静脉注射肾上腺素,为进一步治疗应选择的措施是

A. 高压氧舱

B. 增强心肌收缩力

C. 纠正酸碱失衡

D. 机械通气

E. 迅速补充血容量

99. 患者,男,46 岁。咳唾涎沫,短气喘促,咽喉干燥,舌干红少苔,脉虚数。治宜选用

A. 清燥救肺汤

B. 杏苏散

C. 桑杏汤

D. 麦门冬汤

E. 百合固金汤

100. 患者,男,28 岁。梦遗健忘,大便干结,口舌生疮,舌红少苔,脉细数。治疗应选用

A. 天王补心丹

B. 归脾汤

C. 酸枣仁汤

D. 朱砂安神丸

E. 左归丸

A3 型选择题(101~112 题)

答题说明

以下提供若干个案例,每个案例下设 3 道考题。请根据题干所提供的信息,在每一道考题下面的 A、B、C、D、E 五个备选答案中选择一个最佳答案。

(101~103 题共用题干)

患者,男,62 岁。咳嗽、咳痰 20 年,既往有高血压、肝炎病史。查体:血压 150/83mmHg,肺肝界位于第 6 肋间,心界缩小,心率 110 次/分,律不齐,P₂ 亢进,胸骨左缘第 5 肋间可闻及收缩期杂音,肝肋下 3.5cm,双下肢水肿。心电图:顺钟向转位,V₁、V₂ 导联呈 QS 型。

101. 该患者最可能的诊断是

A. 陈旧性心肌梗死

B. 慢性肺源性心脏病

C. 高血压心脏病

D. 慢性活动性肝炎

E. 慢性肾炎肾功能不全

102. 为进一步明确诊断,应首选的检查是

A. 胸部 X 线片

B. 腹部 B 超

C. 肺功能检查

D. 支气管镜检查

E. 痰细菌培养

103. 作为诊断慢性肺源性心脏病的主要依据,以下各项中不正确的是

A. 肺型 P 波

B. 重度顺钟向转位

C. 右束支传导阻滞

D. 右下肺动脉干扩张,其横径≥15mm

E. 肺动脉段突出

(104~106 题共用题干)

患者,女,30 岁。近 1 周来发热,尿频、尿急、尿痛伴腰痛,既往无类似病史。查体:体温 38.3℃,心肺未见异常,腹软,肝脾肋下未触及,双肾区叩击痛。检查:尿蛋白(+),白细胞 30~50 个/高倍视野,可见白细胞管型。

104. 该患者最可能的诊断是

A. 急性肾小球肾炎

B. 急性尿道炎

C.急性膀胱炎

D.急性肾盂肾炎

E.尿道综合征

105.不宜作为首选的治疗药物是

　　A.喹诺酮类

　　B.头孢菌素类

　　C.红霉素

　　D.半合成青霉素

　　E.克林霉素

106.一般用药的总疗程是

　　A.1~3天

　　B.3~7天

　　C.7~14天

　　D.14~20天

　　E.20~30天

(107~109题共用题干)

患者,男,52岁。2年来每于剧烈活动时发作剑突下疼痛,向咽部放射,持续数分钟可自行缓解。2周来发作频繁且有夜间睡眠中发作。2小时前出现剑突下剧烈疼痛,向胸部放射,伴憋闷、大汗,症状持续不缓解,急诊入院。既往有高血压病史10年,糖尿病病史5年,有吸烟史。查体:T36.2℃,血压160/80mmHg。急性病容,口唇无发绀,双肺呼吸音清,心率103次/分,律不齐,早搏15次/分,$A_2 > P_2$,腹软,无压痛。

107.接诊时首先需考虑的诊断是

　　A.消化性溃疡

　　B.急性胰腺炎

　　C.急性心肌梗死

　　D.急性肺栓塞

　　E.急性胆囊炎

108.接诊该患者需首先完善的检查是

　　A.急诊腹部B超

B.急诊胃镜

C.心电图

D.血气分析

E.血和尿淀粉酶测定

109.最可能引起该患者死亡的原因是

　　A.感染中毒性休克

　　B.弥漫性血管内凝血

　　C.恶性心律失常

　　D.上消化道出血

　　E.急性腹膜炎

(110~112题共用题干)

患者,男,25岁。突感上腹部剧痛。检查:血压130/80mmHg,脉搏110次/分,板样腹,肠鸣音消失。血常规示Hb120g/L,WBC8.0×10^9/L。

110.首先应采取的检查为

　　A.腹部立位X线平片

　　B.腹部B超

　　C.腹腔穿刺

　　D.腹部MRI

　　E.腹部CT

111.以下提示病情危险的是

　　A.恶心、呕吐频繁

　　B.体温持续升高,寒战

　　C.脉搏加快,体温上升

　　D.腹痛加重,大汗淋漓

　　E.脉搏加快,体温下降

112.若腹穿抽出较多液体,应尽早采取的治疗措施是

　　A.胃肠减压、输液

　　B.镇痛镇静治疗

　　C.应用抗生素

　　D.输液、纠正水、电解质酸碱失衡

　　E.手术探查

B1 型选择题(113~150 题)

答题说明
以下提供若干组考题,每组考题共用在考题前列出的 A、B、C、D、E 五个备选答案。请从中选择一个最佳答案。某个备选答案可能被选择一次、多次或不被选择。

　　A.相克

B.相乘

C. 相侮

D. 母病及子

E. 子病及母

113. 肝火犯肺,属于

114. 脾病传肾,属于

A. 湿热下注

B. 湿热壅盛

C. 湿热中阻

D. 湿热黄疸

E. 湿热痢疾

115. 龙胆泻肝汤治疗的病证是

116. 茵陈蒿汤治疗的病证是

A. 吗啡

B. 呋塞米

C. 短效 β_2 受体激动剂

D. 糖皮质激素

E. 钙拮抗剂

117. 缓解支气管哮喘症状的首选药物是

118. 控制支气管哮喘最有效的药物是

A. 血液传播疾病

B. 肠道传染病

C. 人畜共患病

D. 虫媒传染病

E. 呼吸道传染病

119. 乙型肝炎属

120. 甲型肝炎属

A. 破伤风

B. 铅中毒

C. 癫痫

D. 癔症性抽搐

E. 蛛网膜下腔出血

121. 抽搐伴剧烈头痛的是

122. 抽搐伴瞳孔散大、意识丧失的是

A. 白芷

B. 羌活

C. 藁本

D. 蔓荆子

E. 辛夷

123. 治疗外感风寒之眉棱骨痛,应选用的药物是

124. 治疗外感风寒之颠顶痛,应选用的药物是

A. 脉迟而时有一止,止无定数

B. 脉数而时有一止,止无定数

C. 脉短如豆,滑数有力

D. 脉来时有一止,止有定数,良久复来

E. 脉来绷急,状如绳索

125. 促脉的脉象特征是

126. 紧脉的脉象特征是

A. 心与脾

B. 心与肾

C. 肾与肝

D. 肝与肺

E. 心与肺

127. 主要体现为气血运行关系的两脏是

128. 主要表现为气机升降关系的两脏是

A. 白术、甘草

B. 滑石、阿胶

C. 白术、生姜

D. 茯苓、桂枝

E. 茯苓、甘草

129. 猪苓汤中含有的药物是

130. 五苓散中含有的药物是

A. 血象

B. 骨髓象

C. 血细胞化学染色

D. 细胞遗传学检查

E. 血生化

131. 上述各项,有助于急性白血病分型诊断及治疗监测的是

132. 上述各项,有助于急性白血病分类鉴别的是

A. 天然屏障

B. 吞噬作用

C. 体液因子

D.细胞免疫

E.体液免疫

133.致敏 T 细胞与相应抗原再次相遇时,通过细胞毒性淋巴因子来杀伤病原体及其所寄生的细胞的是

134.致敏 B 细胞受抗原刺激后,即转化为浆细胞,并产生能与相应抗原结合的抗体的是

A.交替脉

B.水冲脉

C.颈静脉怒张

D.无脉

E.脉搏短绌

135.主动脉瓣关闭不全多表现为

136.缩窄性心包炎多表现为

A.独活

B.木瓜

C.防己

D.秦艽

E.豨莶草

137.具有祛风湿、止痛、解表功效的药物是

138.具有祛风湿、止痛、利水消肿功效的药物是

A.肝火犯肺

B.痰热壅肺

C.肺肾阴虚

D.燥邪犯肺

E.风热犯肺

139.咳嗽痰中带血,盗汗,遗精,口干咽燥,舌红少苔的临床意义是

140.干咳无痰或痰少而黏,发热恶风,口鼻唇干,脉浮的临床意义是

A.风邪

B.寒邪

C.暑邪

D.湿邪

E.燥邪

141.易侵犯上部的是

142.易侵犯下部的是

A.莱菔子

B.鸡内金

C.山楂

D.麦芽

E.神曲

143.善消肉食积滞的药物是

144.善消食积气滞的药物是

A.9:1

B.7:1

C.5:1

D.3:1

E.1:1

145.麦门冬汤组成中麦门冬与半夏的用量比例是

146.旋覆代赭汤组成中旋覆花与代赭石的用量比例是

A.赔偿损失

B.没收非法财物

C.开除

D.吊销许可证

E.管制

147.属于刑事责任的是

148.属于民事责任的是

A.诊疗权

B.健康教育权

C.继续教育权

D.特殊干涉权

E.自我保护权

149.医生参加专业培训,学习新知识、新技能,属于

150.医生根据患者情况对其所患疾病做出诊断、治疗,属于

A1 型选择题(1~25 题)

> **答题说明**
>
> 每一道试题下面有 A、B、C、D、E 五个备选答案。请从中选择一个最佳答案。

1. 治疗喘证表寒肺热证,应首选
   A. 麻黄汤合华盖散
   B. 五磨饮子
   C. 桑白皮汤
   D. 二陈汤合三子养亲汤
   E. 麻杏甘石汤

2. 黄连温胆汤治疗的不寐证型是
   A. 肝火扰心证
   B. 痰热扰心证
   C. 心脾两虚证
   D. 心肾不交证
   E. 心胆气虚证

3. 胎漏、胎动不安的主要病机是
   A. 肾虚不固,胎元受损
   B. 气血虚弱,难以养胎
   C. 冲任损伤,胎元不固
   D. 瘀血阻滞,胎元不固
   E. 血热内扰,胎元不固

4. 治疗胎黄湿热郁蒸证的首选方剂是
   A. 茵陈蒿汤
   B. 茵陈理中汤
   C. 血府逐瘀汤
   D. 羚角钩藤汤
   E. 藿朴夏苓汤

5. 既能治疗肠腑病,又能治中风的腧穴是
   A. 归来
   B. 足三里
   C. 梁丘
   D. 下巨虚
   E. 内庭

6. 常用于治疗皮肤瘙痒等皮肤病证的腧穴是
   A. 心俞
   B. 肝俞
   C. 脾俞
   D. 肾俞
   E. 膈俞

7. 下列关于阴道功能的叙述,错误的是

A. 排出月经
B. 分泌带下
C. 种子育胎
D. 排出恶露
E. 阴阳交合

8. 气滞血瘀型痛经的临床特点是
   A. 经前、经期小腹冷痛
   B. 经前、经期小腹胀痛
   C. 经前、经期小腹坠痛
   D. 经期、经后小腹隐痛
   E. 经期、经后小腹冷痛

9. 蝼蛄疖好发于
   A. 儿童头部
   B. 儿童项后
   C. 儿童背部
   D. 儿童臀部
   E. 产妇头部

10. 治疗气瘿应首选的方剂是
    A. 海藻玉壶汤
    B. 四海舒郁丸
    C. 开郁散
    D. 逍遥散
    E. 桃红四物汤

11. 中风之中经络与中脏腑的区别在于
    A. 有无神志不清
    B. 有无后遗症
    C. 外风与内风
    D. 夹痰与夹瘀
    E. 邪浅与邪深

12. 痢疾初起,以实证、热证为主,选用的治法是
    A. 分利小便
    B. 峻下攻伐
    C. 调气和血
    D. 清热化湿解毒
    E. 清肠收涩固脱

13. 治疗肺炎喘嗽痰热闭肺证,应首选
    A. 三拗汤

B. 麻杏石甘汤合葶苈大枣泻肺汤

C. 二陈汤

D. 定喘汤

E. 麻杏石甘汤

14. 治疗疳气证的首选方为

A. 资生健脾丸

B. 六君子汤

C. 四君子汤

D. 肥儿丸

E. 八珍汤

15. 以下有关风府穴针刺操作的叙述,正确的是

A. 向上缓慢刺入0.5～1寸

B. 向上缓慢刺入1～1.5寸

C. 向鼻尖方向缓慢刺入0.5～1寸

D. 向下颌方向缓慢刺入0.5～1寸

E. 正坐位,头微后仰,项部放松

16. 可用瘢痕灸治疗的病证是

A. 肺痨、瘰疬

B. 虚寒病证

C. 风寒痹痛

D. 阳痿、早泄

E. 疮疡久溃不敛

17. 治疗风痧邪入气营证,应首选的方剂是

A. 银翘散

B. 白虎汤

C. 透疹凉解汤

D. 清气凉营汤

E. 解肌透痧汤

18. 月经先后无定期属肝郁肾虚者,可用

A. 固阴煎

B. 逍遥散

C. 左归饮

D. 定经汤

E. 大补元煎

19. 接触性皮炎风热蕴肤证的代表方为

A. 龙胆泻肝汤

B. 消风散

C. 化斑解毒汤

D. 当归饮子

E. 清营汤

20. 下列选项不符合湿疮特征的是

A. 反复发作

B. 剧烈瘙痒

C. 皮损对称分布

D. 有渗出倾向

E. 慢性湿疮以丘疱疹为主

21. 按痰饮停积的部位分类,饮流胁下的是

A. 痰饮

B. 支饮

C. 溢饮

D. 悬饮

E. 伏饮

22. 胃癌脾胃虚弱证兼有湿浊内蕴者,其治疗首选的方剂是

A. 二陈平胃汤

B. 香砂六君子汤

C. 一贯煎

D. 黄连温胆汤

E. 补中益气汤

23. 下列属于辨证取穴的是

A. 痰多取丰隆

B. 肾阴不足取肾俞、太溪

C. 面瘫取风池、地仓

D. 落枕取外劳宫

E. 发热取大椎

24. 针灸治疗绝经前后诸症的主穴,除气海、三阴交外,还包括

A. 肝俞、脾俞、太冲

B. 肾俞、肝俞、太溪

C. 脾俞、带脉、中极

D. 肝俞、地机、足三里

E. 肾俞、归来、命门

25. 针灸治疗颈椎病,除颈夹脊、天柱、阿是穴外,还包括

A. 曲池、合谷、申脉

B. 肩髎、外关、养老

C. 风池、曲池、悬钟

D. 肩髃、风府、太溪

E. 曲池、合谷、列缺

A2 型选择题(26~78 题)

26. 患者,男,55 岁。反复呕吐 1 个月,呕吐清水痰涎,脘闷不食,头眩心悸。舌苔白腻,脉滑。治疗应首选
    A. 半夏白术天麻汤
    B. 平胃散合甘草干姜茯苓白术汤
    C. 实脾饮
    D. 小半夏汤合苓桂术甘汤
    E. 藿香正气散

27. 患者,男,45 岁。水肿延久不退 10 年,肿势轻重不一,以下肢为主,腰部刺痛,伴血尿。舌紫暗苔白,脉沉细涩。治疗应首选
    A. 济生肾气丸合真武汤
    B. 桃红四物汤合五苓散
    C. 实脾饮
    D. 疏凿饮子
    E. 五皮饮合胃苓汤加减

28. 患者,男,61 岁。头晕目眩,昏眩欲仆,伴耳鸣,腰膝酸软。舌淡,脉沉细。除主穴外,还应选用
    A. 行间、侠溪、太溪
    B. 头维、丰隆、中脘
    C. 气海、脾俞、胃俞
    D. 太溪、悬钟、三阴交
    E. 血海、膈俞、内关

29. 患者,男,65 岁。昏迷,癫痫,高热,咽喉肿痛,应首选
    A. 四缝
    B. 十宣
    C. 八邪
    D. 合谷
    E. 曲池

30. 患者,女,26 岁。产后恶露不尽,量时多时少、色暗有块,小腹疼痛拒按。舌紫暗,边有瘀点,脉沉涩。治疗应首选
    A. 少腹逐瘀汤
    B. 生化汤
    C. 膈下逐瘀汤
    D. 失笑散

E. 逍遥散

31. 患者,女,45 岁。双乳肿块疼痛 10 余年,平素体弱,神疲倦怠,短气乏力,腰膝酸软,畏寒肢冷,月经失调。查体:双乳腺体增厚,于多个象限可触及片块结节,质韧,活动可,与皮肤无粘连,压痛,乳头有少量清水样溢液。舌淡苔白,脉沉细。中医诊断及证型考虑为
    A. 乳痈,肝郁痰凝证
    B. 乳癖,冲任失调证
    C. 乳岩,正虚毒恋证
    D. 乳核,血瘀痰凝证
    E. 乳痨,肝肾不足证

32. 患儿,男,7 个月。发热 1 天,泄泻 9 次,大便稀薄如水,泻下急迫,恶心呕吐,阵阵啼哭,小便短黄。治疗应首选
    A. 保和丸
    B. 平胃散
    C. 参苓白术散
    D. 藿香正气散
    E. 葛根黄芩黄连汤

33. 患者,女,42 岁。身热较著,时时振寒,咳嗽气急,胸痛烦闷,咳时尤甚,痰色黄绿、有腥味。舌红苔黄腻,脉滑数。辨证应属肺痈何期
    A. 初期
    B. 成痈期
    C. 溃脓期
    D. 恢复期
    E. 发作期

34. 患者,男,65 岁。咳喘 20 年,动则喘甚,呼多吸少,气不得续,形瘦神疲,汗出肢冷,面青唇紫,舌淡苔白,脉微细。治疗应首选的方剂是
    A. 济生肾气丸合生脉散
    B. 七味都气丸合参附汤
    C. 金匮肾气丸合参蛤散
    D. 参附汤合黑锡丹
    E. 苏子降气汤合四逆汤

35. 患者,男,31 岁。微恶风寒,发热重,浊涕,痰黄

稠,咽喉肿痛。苔薄黄,脉浮数。治疗取大椎穴,
宜采用的刺灸法是

A. 刺络拔罐法

B. 毫针捻转补法

C. 毫针提插补法

D. 毫针平补平泻法

E. 温针灸

36. 患者,男,39 岁。胃脘隐痛,喜按喜暖,兼泛吐清
水,便溏。舌淡苔薄,脉虚弱。治疗除选取主穴
外,应加取

A. 梁门、下脘

B. 期门、太冲

C. 膈俞、三阴交

D. 胃俞、三阴交、内庭

E. 关元、脾俞、胃俞

37. 患者,女,35 岁。少腹部隐痛 1 周,痛连腰骶,低
热起伏,劳累时加重,带下量多、色黄、质黏稠,胸
闷纳呆,口干不欲饮,大便秘结,小便黄赤。舌体
胖大色红,苔黄腻,脉弦数。治疗应首选

A. 银甲丸

B. 仙方活命饮

C. 大黄牡丹汤

D. 五味消毒饮

E. 桂枝茯苓丸

38. 患者,女,30 岁。大便 4 日未行,今日排便后肛
门疼痛剧烈,持续数小时未缓解,手纸染血。检
查:截石位 6 点肛管见纵行棱形裂口,边缘整齐
而有弹性。舌偏红,脉弦数。诊断为

A. 肛周脓肿

B. 混合痔

C. 血栓性外痔

D. 肛隐窝炎

E. 肛裂

39. 患儿,男,4 岁。素喜煎炸食物,近 2 月来不思饮
食,食少饮多,皮肤欠润,大便干结。舌质红,苔
花剥。治疗应首选

A. 增液汤

B. 养胃增液汤

C. 沙参麦冬汤

D. 养阴清肺汤

E. 增液承气汤

40. 患者,男,40 岁。失眠近 2 周。现症见心烦不
寐,胸闷脘痞,泛恶嗳气,口苦,头重,目眩,舌偏
红,苔黄腻,脉滑数。其辨证是

A. 肝阳上亢证

B. 痰浊中阻证

C. 心肾不交证

D. 肝火扰心证

E. 痰热扰心证

41. 患者,男,43 岁。3 年来头晕伴头目胀痛,口苦,
郁怒则加重,颜面潮红,急躁易怒,肢麻震颤,舌
红苔黄,脉弦数。治疗应首选的方剂是

A. 天麻钩藤饮

B. 归脾汤

C. 左归丸

D. 半夏白术天麻汤

E. 通窍活血汤

42. 患者,女,28 岁。肘关节肌肉酸痛重着 2 个月,
伴有肿胀,肌肤麻木不仁,阴雨天加重。苔白腻,
脉濡缓。针灸治疗除选取主穴外,还应加取的
穴位是

A. 曲池、尺泽

B. 曲池、大椎

C. 膈俞、血海

D. 肾俞、关元

E. 足三里、阴陵泉

43. 患者,女,23 岁。经期提前半年余,每次提前 10
天左右,月经量多、色深红、质黏稠,伴心胸烦热,
小便短赤。舌红苔黄,脉数。除关元、三阴交、血
海外,应加用

A. 行间

B. 太溪

C. 脾俞、足三里

D. 命门、关元

E. 气海、归来

44. 患者,女,35 岁。经来无定期,量少,淋漓不尽,
血色鲜红,面颊潮红,烦热少寐,咽干口燥,便结,
舌红,少苔,脉细数。治疗应首选的方剂是

A. 上下相资汤

B. 滋阴固气汤

C. 固本止崩汤

D. 补中益气汤

E. 大补元煎

45. 患者,女,28 岁。行注射治疗后,出现臀部结块坚硬,漫肿不红,病情进展缓慢,无全身症状,舌苔白腻,脉缓。其诊断是
A. 臀痈
B. 肉瘤
C. 流痰
D. 内陷
E. 无头疽

46. 患儿,女,9 个月。发热,微汗,鼻塞流涕,咽红,惊惕哭闹,夜卧不安,舌质红,苔薄白,指纹泛紫。其诊断是
A. 夜啼
B. 感冒夹痰
C. 感冒夹惊
D. 急惊风
E. 小儿暑温

47. 患者,男,19 岁。既往有痫病病史 3 年。平素头晕头痛,痛有定处,颜面口唇青紫,舌质暗红,舌苔薄白,脉涩。治疗应首选的方剂是
A. 定痫丸
B. 血府逐瘀汤
C. 当归活血饮
D. 通窍活血汤
E. 六君子汤

48. 患者,女,45 岁。反复呃逆 1 周,呃声低长无力,气不得续,脘腹不舒,喜温喜按,面色㿠白,手足不温,食少乏力,舌质淡,苔薄白,脉细弱。其治法是
A. 清胃泄热,降逆止呃
B. 养胃生津,降逆止呃
C. 顺气解郁,和胃降逆
D. 温中散寒,降逆止呃
E. 温补脾胃,降逆止呃

49. 患者,女,29 岁。产后乳汁不行,乳房胀满疼痛,甚至身有微热,情志抑郁不乐,胸胁胀闷,脘痞食少。舌红苔薄黄,脉弦。应在主穴基础上选取
A. 肝俞、太溪
B. 肝俞、膈俞
C. 太冲、行间
D. 中脘、足三里
E. 太冲、内关

50. 患者,男,67 岁。腰部扭伤 2 天,现不能活动,查腰椎两侧有压痛,右侧明显。针灸治疗取穴为
A. 阿是穴、肩髃、肩髎、肩贞
B. 阿是穴、申脉、丘墟、解溪
C. 阿是穴、环跳、秩边、承扶
D. 阿是穴、申脉、丘墟、解溪
E. 阿是穴、肾俞、腰痛点、委中、大肠俞

51. 患者,女,27 岁。经后乳房胀痛,按之柔软无块,月经量少,色淡,两目干涩,咽干口燥,五心烦热,舌红,少苔,脉细数。治疗应首选的方剂是
A. 一贯煎
B. 六味地黄丸
C. 左归丸
D. 沙参麦冬汤
E. 二至丸

52. 患者,男,40 岁。反复排尿中断、疼痛半个月,尿频,尿急,尿痛,终末血尿,疼痛放射至阴茎远端,舌质淡,苔薄白,脉弦。其诊断是
A. 慢性前列腺炎
B. 肾结石
C. 输尿管结石
D. 膀胱结石
E. 尿道结石

53. 患儿,女,3 岁。形体消瘦,神疲颧红,口舌溃疡,反复发作,周围不红,疼痛不甚,口干不渴,舌红,苔少。其辨证是
A. 心火上炎证
B. 风热乘脾证
C. 心脾积热证
D. 虚火上浮证
E. 肝胆湿热证

54. 患者,女,50 岁。平素心情抑郁,近 1 个月来反复腹痛胀闷,痛无定处,时作时止,得暖气则舒,舌淡红,苔薄白,脉弦。治疗应首选的方剂是
A. 枳实导滞丸
B. 小建中汤
C. 柴胡疏肝散
D. 大承气汤
E. 正气天香散

55. 患者,女,53 岁。近 1 年来身目俱黄,黄色晦暗,神疲乏力,脘腹痞胀,纳谷减少,大便不实,舌淡苔腻,脉濡缓。其治法是

A. 健脾养血,利湿退黄

B. 调和肝脾,理气助运

C. 利湿,化浊,运脾

D. 温中化湿,健脾和胃

E. 疏肝理气,活血化瘀

56. 患者,男,60 岁。暴病耳聋 1 周,鸣声隆隆,伴畏寒,发热。脉浮。宜在听会、翳风、中渚、侠溪的基础上,加取

A. 外关、合谷

B. 行间、丘墟

C. 丰隆、阴陵泉

D. 气海、足三里

E. 肾俞、肝俞

57. 患者,男,36 岁。上齿剧痛 3 天,伴口臭,口渴,便秘,舌苔黄,脉洪。治疗应首选

A. 风池

B. 内庭

C. 足三里

D. 外关

E. 地仓

58. 患者,女,34 岁,已婚。怀孕 3 次均自然流产,平素头晕目眩,神疲乏力,心悸气短,舌质淡,苔薄白,脉细弱。治疗应首选的方剂是

A. 泰山磐石散

B. 寿胎丸

C. 肾气丸

D. 安奠二天汤

E. 补肾固冲丸

59. 患者,女,29 岁。产后 1 周,突发左下肢肿胀、增粗,皮肤发红,肢体疼痛,舌红苔黄,脉弦滑。其辨证是

A. 肝气郁滞证

B. 寒凝血瘀证

C. 血脉瘀阻证

D. 湿热下注证

E. 湿热毒盛证

60. 患儿,女,6 岁。营养性缺铁性贫血,面色萎黄,唇淡甲白,发黄稀疏,时有头晕目眩,心悸心慌,夜寐欠安,语声低微,气短懒言,体倦乏力,食欲不振,舌淡红,脉细弱。治疗应首选的方剂是

A. 补中益气汤

B. 当归补血汤

C. 六君子汤

D. 归脾汤

E. 左归丸

61. 患者,男,34 岁。咳逆喘满不得卧,气短气急,咳痰白稀量多,呈泡沫状,胸部膨满,口干不欲饮,面色青暗,周身酸楚,头痛,恶寒,无汗,舌质暗淡,苔白滑,脉浮紧。治疗应首选的方剂是

A. 小青龙汤

B. 苏子降气汤合三子养亲汤

C. 越婢加半夏汤

D. 桑白皮汤

E. 涤痰汤

62. 患者,男,76 岁。排尿涩痛,数次出现排尿时突然中断,尿道窘迫疼痛,少腹拘急,一侧腰腹绞痛难忍,牵及外阴,尿中带血,舌红,苔薄黄,脉弦。治疗应首选的方剂是

A. 小蓟饮子

B. 补中益气汤

C. 程氏萆薢分清饮

D. 八正散

E. 石韦散

63. 患者,男,47 岁。2 天前受风后出现左侧面部麻木,额纹变浅,眼裂变大,鼻唇沟变浅,舌淡,苔薄白。针刺面部腧穴应采用

A. 直刺深刺

B. 多穴重刺

C. 轻刺浅刺

D. 提插泻法

E. 电针强刺激

64. 患者,女,38 岁。经常寐而易醒,伴心悸健忘,面色无华,纳差倦怠,舌淡,脉细弱。针灸治疗除主穴外,还应加取

A. 行间、侠溪

B. 心俞、脾俞

C. 心俞、胆俞

D. 太溪、肾俞

E. 足三里、内关

65. 患者,女,31 岁,已婚。产后 2 周,恶露过期不止,量多,色紫红,质黏稠,有臭秽气,面色潮红,舌红,脉细数。其辨证是

A. 气虚证

B. 血热证

C. 阴虚证

D. 血瘀证

E. 肝郁证

66. 患者,男,70 岁。右侧耳后肿块 4 个月,肿块增长较快,中央变软破溃,溃后渗流血水,状如翻花,并向四周蔓延,伴发热、消瘦,舌质红,苔黄,脉数。治疗应首选的方剂是

  A. 化坚二陈丸合开郁散

  B. 阳和汤

  C. 五味消毒饮合化坚二陈丸

  D. 八珍汤合四妙汤

  E. 顺气归脾丸

67. 患儿,男,8 岁。症见多动多语,冲动任性,难于制约,注意力不集中,胸中烦热,懊㤪不眠,便秘尿赤,舌质红,苔黄腻,脉滑数。治疗应首选的方剂是

  A. 龙胆泻肝汤

  B. 泻心导赤散

  C. 泻心汤

  D. 清心涤痰汤

  E. 黄连温胆汤

68. 患者,男,30 岁。初起恶寒发热,咽痛,眼睑水肿,小便不利,经治后,表虽解,但肿势未退,身重困倦,胸闷,纳呆,泛恶,苔白腻,脉沉缓。其辨证是

  A. 水湿浸渍证

  B. 湿毒浸淫证

  C. 湿热壅盛证

  D. 风水相搏证

  E. 脾阳虚衰证

69. 患者,女,50 岁。自觉午后发热近 2 个月,口燥咽干,但不多饮,肢体有固定痛处,面色晦暗,舌质青紫,有瘀点,脉涩。治疗应首选的方剂是

  A. 血府逐瘀汤

  B. 桂枝茯苓丸

  C. 天台乌药散

  D. 复元活血汤

  E. 黄连温胆汤

70. 患者,男,48 岁。哮喘多年,喘促气短,动则喘甚,汗出肢冷,舌淡,脉沉细。治疗除手太阴经穴外,还应选取

  A. 足太阴、任脉穴

B. 足太阴、足少阴经穴

C. 足厥阴、督脉穴

D. 足少阴、背俞穴

E. 足少阴、督脉穴

71. 患者,男,23 岁。体质素弱,近半年来呕吐时作时止,倦怠乏力,舌苔薄白,脉弱。治疗除主穴外,还应选用

  A. 丰隆、公孙

  B. 上脘、胃俞

  C. 梁门、天枢

  D. 期门、太冲

  E. 脾俞、胃俞

72. 患者,女,33 岁,已婚。自觉下腹部有结块,触痛,月经量多,经行腹痛较剧,经色紫暗有块,腰膝酸软,头晕耳鸣,舌暗,脉弦细。治疗应首选的方剂是

  A. 右归丸

  B. 肾气丸

  C. 香棱丸

  D. 桂枝茯苓丸

  E. 补肾祛瘀方

73. 患儿,男,13 岁。自幼便时有物脱出肛外,脱出物淡红色,长 3~5cm,触之柔软,无弹性,不易出血。其诊断是

  A. 脱肛(一度脱垂)

  B. 脱肛(二度脱垂)

  C. 脱肛(三度脱垂)

  D. Ⅰ期内痔

  E. Ⅱ期内痔

74. 患儿,女,7 岁。诊断为肾病综合征,症见全身水肿,面目为著,小便减少,面白身重,神疲乏力,纳少便溏,自汗出,易感冒,偶有咳嗽,舌淡胖,脉虚弱。其辨证是

  A. 肺脾气虚证

  B. 脾虚湿困证

  C. 肝肾阴虚证

  D. 脾肾阳虚证

  E. 脾肾气虚证

75. 患者,女,65 岁。肩部酸痛、活动受限 1 年,常因劳累而加重,肩部喜温喜按,伴头晕乏力,舌质淡,苔薄白,脉细弱。针灸治疗除肩部腧穴外,还应选取

A. 合谷、风池

B. 内关、膈俞

C. 太冲、行间

D. 足三里、气海

E. 曲池、血海

76. 患者,男,40 岁。2 天前受风后出现左侧面部肌肉板滞,额纹变浅,眼裂变大,鼻唇沟变浅,口角向右侧歪斜,舌淡,苔薄白,脉浮紧。治疗除面部腧穴外,还应选取

A. 风池、风府

B. 外关、关冲

C. 气海、足三里

D. 鱼腰、丝竹空

E. 足三里、内庭

77. 患者,男,25 岁。2 天前腰扭伤,现症见腰痛如

刺,痛有定处,痛处拒按,腰不能转侧,舌质紫暗,脉涩。治疗应首选的方剂是

A. 血府逐瘀汤

B. 独活寄生汤

C. 甘姜苓术汤

D. 人参养荣汤

E. 身痛逐瘀汤

78. 患者,女,56 岁。素有高血压病史,晨 5 点起床小便,突然左侧肢体麻木,活动不利,并伴有头晕目眩,苔白腻,脉弦滑。治疗应选取

A. 曲池、外关、合谷、尺泽

B. 阳陵泉、曲泉、大敦、太溪

C. 廉泉、太阳、支沟、劳宫

D. 足三里、三阴交、阴陵泉、风池

E. 内关、水沟、三阴交、极泉、尺泽、委中

A3 型选择题(79 ~ 120 题)

答题说明

　　以下提供若干个案例,每个案例下设 3 道考题。请根据题干所提供的信息,在每一道考题下面的 A、B、C、D、E 五个备选答案中选择一个最佳答案。

(79 ~ 81 题共用题干)

患者,男,43 岁。既往有失眠病史 2 年。现不寐多梦,有时彻夜不眠,伴急躁易怒,头晕脑涨,口苦,大便偏干,尿黄赤,舌红苔黄,脉弦数。

79. 其辨证是

A. 痰热扰心证

B. 肝火扰心证

C. 心脾两虚证

D. 心肾不交证

E. 心胆气虚证

80. 其治法是

A. 清化痰热,和中安神

B. 疏肝泻火,镇心安神

C. 益气镇惊,安神定志

D. 滋阴降火,交通心肾

E. 补益心脾,养血安神

81. 治疗应首选的方剂是

A. 黄连温胆汤加减

B. 安神定志丸加减

C. 六味地黄丸合交泰丸加减

D. 龙胆泻肝汤加减

E. 归脾汤加减

(82 ~ 84 题共用题干)

患者,男,18 岁。2 小时前突然尖叫一声,昏倒不省人事,四肢抽搐,口吐白沫,两眼上吊,二便失禁。20 分钟后清醒,一如常人,对发病过程不知,舌质红,苔白腻,脉弦滑有力。既往有类似病史。

82. 其诊断是

A. 厥证

B. 郁证

C. 癫狂

D. 痉证

E. 痫病

83. 其辨证是

A. 风痰闭阻证

B. 痰火扰神证

C. 瘀阻脑络证

D. 心脾两虚证

E. 心肾亏虚证

84. 治疗应首选的方剂是

A. 定痫丸加减

B. 通窍活血汤加减

C. 顺气导痰汤加减

D. 六君子汤合归脾汤加减

E. 黄连温胆汤加减

(85~87题共用题干)

患儿,女,1岁6个月。平时易感冒,体质较虚。近1个月来,患儿常常汗出,以头部、肩部明显,活动后加重,伴神倦乏力,面色少华,肢端欠温。舌质较淡,苔薄白,脉弱。

85. 其辨证是

A. 肺卫不固证

B. 营卫失调证

C. 气阴两虚证

D. 脾胃积热证

E. 肝肾阴虚证

86. 其治法是

A. 调和营卫

B. 益气固表

C. 益气养阴

D. 清暑祛湿

E. 滋补肝肾

87. 治疗应首选

A. 桂枝汤

B. 黄芪桂枝五物汤

C. 玉屏风散合牡蛎散

D. 当归六黄汤

E. 生脉散

(88~90题共用题干)

患者,女,30岁,已婚。妊娠8个月,面目肢体水肿,皮薄而光亮,伴胸闷,气短懒言,口淡而腻,食欲不振,大便溏薄,舌质胖嫩,苔白润,边有齿痕,脉缓滑。

88. 其辨证是

A. 气血虚弱证

B. 脾虚肝旺证

C. 气滞证

D. 肾虚证

E. 脾虚证

89. 其治法是

A. 调补气血

B. 健脾利水

C. 补肾温阳,化气利水

D. 理气行滞,除湿消肿

E. 健脾化湿,平肝潜阳

90. 治疗应首选的方剂是

A. 八珍汤

B. 白术散

C. 真武汤

D. 半夏白术天麻汤

E. 正气天香散

(91~93题共用题干)

患者,男,52岁。腰痛,尿流突然中断,尿频,尿急,尿痛,小便混赤,口干欲饮。舌红,苔黄腻,脉弦数。

91. 其诊断为

A. 精浊

B. 精癃

C. 子痰

D. 尿石症

E. 子痈

92. 其治法为

A. 清热利湿,通淋排石

B. 理气活血,通淋排石

C. 补肾益气,通淋排石

D. 补脾益气,温肾利尿

E. 滋补肾阴,通窍利尿

93. 治疗应首选

A. 三金排石汤加减

B. 金铃子散加减

C. 石韦汤加减

D. 济生肾气丸加减

E. 六味地黄丸

(94~96题共用题干)

患者,男,50岁。1个月前因劳累过度出现形体倦怠,头晕泛恶,纳食不佳,厌食油腻。1周后出现两目黄染,随后皮肤亦黄,黄色尚鲜明,伴胁痛,脘胀,头重如裹,小便短黄,大便稀溏,舌苔黄腻,脉濡数。

94. 其诊断是

A. 热重于湿型黄疸

B. 湿重于热型黄疸

C. 寒湿阻遏型黄疸

D. 疫毒炽盛型黄疸

E. 脾虚湿滞型黄疸

95. 其治法是

A. 健脾养血,利湿退黄

B. 温中化湿,健脾和胃

C. 清热解毒,凉血开窍

D. 利湿化浊运脾,佐以清热

E. 清热通腑,利湿退黄

96. 治疗应首选的方剂是

A. 茵陈五苓散

B. 黄芪建中汤

C. 茵陈术附汤

D. 茵陈蒿汤

E. 《千金》犀角散

(97~99 题共用题干)

患者,男,35 岁。头痛而胀,甚则头胀如裂,发热,恶风,面红目赤,口渴喜饮,大便不畅,溲赤。舌尖红,苔薄黄,脉浮数。

97. 临床诊断为

A. 风寒头痛

B. 风热头痛

C. 风湿头痛

D. 肝阳头痛

E. 血虚头痛

98. 其中医治法为

A. 祛风胜湿通窍

B. 疏风清热和络

C. 活血化瘀,通窍止痛

D. 养血滋阴,和络止痛

E. 疏风散寒,通络止痛

99. 治疗应首选

A. 羌活胜湿汤加减

B. 天麻钩藤饮加减

C. 加味四物汤加减

D. 芎芷石膏汤加减

E. 川芎茶调散加减

(100~102 题共用题干)

患儿,男,10 岁。平素嗜食肥甘厚味,多动多语,烦躁不宁,冲动任性,难以制约,注意力不集中,懊恼不眠,纳少口苦,便秘尿赤。舌红,苔黄腻,脉滑数。

100. 其诊断是

A. 狂证

B. 痫证

C. 急惊风

D. 抽动障碍

E. 注意力缺陷多动障碍

101. 其辨证是

A. 心脾两虚证

B. 气郁化火证

C. 阴虚风动证

D. 痰火内扰证

E. 肝肾阴虚证

102. 治疗应首选

A. 黄连温胆汤

B. 甘麦大枣汤

C. 杞菊地黄丸

D. 清肝达郁汤

E. 大定风珠

(103~105 题共用题干)

患者,女,30 岁,已婚。月经周期正常,经期 7 天,近 3 个月来每于月经过后 8 天左右,阴道见少量出血,色紫黑有块,持续 3~4 天,自净。伴少腹两侧刺痛,情志抑郁,胸闷烦躁。舌质紫,脉细弦。

103. 其辨证是

A. 气郁痰凝证

B. 湿热证

C. 肾阴虚证

D. 血瘀证

E. 脾气虚证

104. 其治法是

A. 活血化瘀调经

B. 清热利湿,固冲止血

C. 健脾益气,固冲摄血

D. 滋肾养阴,固冲止血

E. 化瘀止血

105. 治疗应首选

A. 膈下逐瘀汤

B. 逐瘀止血汤

C. 少腹逐瘀汤

D. 桃红四物汤合失笑散

E. 两地汤合二至丸

(106~108 题共用题干)

患者,女,25 岁。产后 23 天,乳汁排出不畅,乳房局部疼痛、肿胀,结块直径 2cm,皮色微红,身冷、发热,头痛骨楚,口渴,便秘,舌苔薄,脉数。

106. 其诊断是

A. 乳癖

B. 乳发

C. 乳痨

D. 乳痈

E. 乳核

107. 其辨证是

A. 热毒炽盛证

B. 气滞热壅证

C. 冲任失调证

D. 正虚毒恋证

E. 肝郁痰凝证

108. 治疗应首选的方剂是

A. 瓜蒌牛蒡汤

B. 透脓散

C. 二仙汤

D. 逍遥蒌贝散

E. 托里消毒散

(109~111 题共用题干)

患者,男,72 岁。2 小时前突然昏倒,不省人事,二便闭结,牙关紧闭,舌质红,苔黄,脉弦而有力。

109. 其诊断是

A. 痫证

B. 痿证

C. 厥证

D. 中风

E. 痉证

110. 其证候是

A. 阳闭证

B. 风阳上扰证

C. 风痰瘀阻证

D. 阴虚风动证

E. 脱证

111. 治疗应首选的方剂是

A. 镇肝熄风汤加减

B. 天麻钩藤饮加减

C. 半夏白术天麻汤合桃仁红花煎加减

D. 涤痰汤合用苏合香丸加减

E. 羚羊角汤合用安宫牛黄丸加减

(112~114 题共用题干)

患儿,女,5 岁。尿频 2 天,症见小便频数短赤,尿道灼热疼痛,尿液淋沥浑浊,小腹坠胀,腰部酸痛,发热,烦躁口渴,头痛,身痛,恶心呕吐,舌质红,苔黄腻,脉数有力。

112. 其诊断是

A. 淋证

B. 癃闭

C. 尿频

D. 遗尿

E. 水肿

113. 其辨证是

A. 脾肾气虚证

B. 湿热下注证

C. 肝经湿热证

D. 下元虚寒证

E. 脾肺气虚证

114. 治疗应首选的方剂是

A. 龙胆泻肝汤

B. 五苓散

C. 藿朴夏苓汤

D. 猪苓汤

E. 八正散

(115~117 题共用题干)

患者,女,20 岁。恣食生冷,月经延后 10 余天,已连续 3 个周期,经量少、色暗有块,小腹冷痛拒按,得温痛减,畏寒肢冷,面色青白,舌质淡暗,苔白,脉沉紧。

115. 其诊断是

A. 月经后期虚寒证

B. 月经后期气虚证

C. 月经后期肝郁证

D. 月经后期肾虚证

E. 月经后期实寒证

116. 其治法是

A. 疏肝养血调经

B. 扶阳祛寒调经

C. 温经散寒调经

D. 补肾益气调经

E. 益气养血调经

117. **治疗应首选**

A. 逍遥散

B. 温经汤(《妇人良方大全》)

C. 大补元煎

D. 当归地黄饮

E. 艾附暖宫丸

(118 ~ 120 题共用题干)

患者,女,40 岁。慢性肾病,病程日久,平素头发焦黄,发病时呈大片均匀脱落;伴头昏,耳鸣,目眩,腰膝酸软;舌质淡,舌苔薄,脉细。

118. **其辨病为**

A. 癣

B. 黄水疮

C. 白疕

D. 白屑风

E. 油风

119. **其辨证为**

A. 血虚风燥证

B. 气滞血瘀证

C. 血热风燥证

D. 气血两虚证

E. 肝肾不足证

120. **治疗宜选用**

A. 八珍汤

B. 大补阴丸

C. 通窍活血汤

D. 六味地黄汤

E. 七宝美髯丹

B1 型选择题(121 ~ 150 题)

答题说明

以下提供若干组考题,每组考题共用在考题前列出的 A、B、C、D、E 五个备选答案。请从中选择一个最佳答案。某个备选答案可能被选择一次、多次或不被选择。

A. 心胸刺痛,入夜尤甚

B. 心胸隐痛,时作时休

C. 胸闷心痛,痰多气短

D. 心痛憋闷,虚烦不寐

E. 心悸而痛,神倦怯寒

121. **胸痹气阴两虚证的临床特点是**

122. **胸痹心肾阳虚证的临床特点是**

A. 肝气犯胃证

B. 脾胃气虚证

C. 食滞内停证

D. 痰饮内阻证

E. 胃阴不足证

123. **患者恶心呕吐,食欲不振,食入难化,脘部痞闷,大便不畅,舌淡胖,苔薄,脉细。其辨证是**

124. **患者呕吐反复发作,似饥而不欲食,口燥咽干,舌红少津,脉细数。其辨证是**

A. 大便稀薄,夹有残渣,泻后痛减

B. 泻下急迫,便色黄褐,气味臭秽

C. 大便稀溏,色淡不臭,食后易泻

D. 大便清稀,完谷不化,澄澈清冷

E. 便稀多沫,臭气不重,肠鸣腹痛

125. **伤食泻的主症是**

126. **脾肾阳虚泻的主症是**

A. <3cm

B. 3 ~6cm

C. 6 ~9cm

D. 9 ~12cm

E. >12cm

127. **痈的大小是**

128. **颜面部疔疮的大小是**

A. 5 寸

B. 6 寸

C. 9 寸

D. 12 寸

E. 13 寸

129. **前发际至后发际的骨度分寸是**

130. **脐中至横骨上廉(耻骨联合上缘)的骨度分寸是**

A. 气海

B. 中极

C. 关元

D. 膻中

E. 肾俞

131. 善于治疗气虚病证的腧穴是

132. 善于治疗阳虚病证的腧穴是

A. 萆薢渗湿汤

B. 知柏地黄汤

C. 消风散

D. 丹栀逍遥散

E. 托里消毒散

133. 治疗阴痒肝经湿热证,应首选的方剂是

134. 治疗阴痒肝肾阴虚证,应首选的方剂是

A. 越婢加术汤

B. 麻黄连翘赤小豆汤合五味消毒饮

C. 五皮饮合胃苓汤

D. 实脾饮

E. 疏凿饮子

135. 治疗水肿风水相搏证,应首选

136. 治疗水肿湿毒浸淫证,应首选

A. 二陈平胃散合三子养亲汤

B. 清金化痰汤

C. 桑杏汤

D. 黛蛤散合黄芩泻白散

E. 三拗汤合止嗽散

137. 治疗痰热郁肺型咳嗽的代表方剂是

138. 治疗痰湿蕴肺型咳嗽的代表方剂是

A. 银翘马勃散

B. 牛蒡甘桔汤

C. 养阴清肺汤

D. 大青龙汤

E. 荆防败毒散

139. 治疗乳蛾热毒炽盛证,应首选的方剂是

140. 治疗哮喘外寒内热证,应首选的方剂是

A. 乳痈

B. 乳癖

C. 乳核

D. 乳岩

E. 乳疬

141. 患者,女,44岁。双侧乳房触及中等大小肿块,疼痛,肿块、疼痛随月经周期变化。其诊断是

142. 患者,女,25岁。左侧乳房外上象限触及质地坚实肿块,无疼痛,肿块与月经周期无关,活动度可。其诊断是

A. 足三里

B. 委中

C. 阴陵泉

D. 太冲

E. 少商

143. 治疗感冒夹湿者,宜加用的腧穴是

144. 治疗体虚感冒者,宜加用的腧穴是

A. 足阳明、足厥阴经穴

B. 足太阴、足太阳经穴

C. 手阳明、足阳明经穴

D. 手阳明、足太阴经穴

E. 局部阿是穴、相应夹脊穴

145. 针灸治疗瘾疹,应主选的经穴是

146. 针灸治疗蛇串疮,应主选的经穴是

A. 归脾汤

B. 当归地黄饮

C. 大补元煎

D. 八珍汤

E. 固阴煎

147. 治疗月经先后无定期脾虚证,应首选的方剂是

148. 治疗月经先后无定期肾虚证,应首选的方剂是

A. 枳实导滞丸

B. 保和丸

C. 越鞠丸合枳术丸

D. 二陈平胃散

E. 香砂六君子汤

149. 治疗胃痞饮食内停证,应首选

150. 治疗胃痞肝胃不和证,应首选

参 考 答 案

第 一 单 元

1.D	2.A	3.D	4.A	5.B	6.A	85.C	86.C	87.D	88.D	89.A	90.C
7.E	8.D	9.B	10.C	11.A	12.D	91.C	92.E	93.C	94.C	95.E	96.A
13.E	14.B	15.A	16.E	17.A	18.C	97.A	98.E	99.D	100.A	101.B	
19.D	20.D	21.E	22.C	23.D	24.D	102.A	103.C	104.D	105.C	106.C	
25.B	26.E	27.A	28.E	29.A	30.C	107.C	108.C	109.C	110.A	111.E	
31.A	32.B	33.B	34.D	35.E	36.D	112.E	113.C	114.B	115.A	116.D	
37.B	38.E	39.A	40.C	41.D	42.A	117.C	118.D	119.A	120.C	121.E	
43.C	44.A	45.E	46.D	47.C	48.A	122.C	123.A	124.C	125.B	126.E	
49.D	50.A	51.B	52.C	53.C	54.C	127.C	128.D	129.B	130.D	131.D	
55.B	56.D	57.E	58.D	59.A	60.B	132.C	133.D	134.E	135.D	136.C	
61.D	62.A	63.D	64.E	65.E	66.A	137.A	138.C	139.C	140.D	141.A	
67.D	68.B	69.B	70.B	71.B	72.A	142.D	143.C	144.A	145.B	146.D	
73.B	74.B	75.E	76.A	77.D	78.D	147.E	148.A	149.C	150.A		
79.E	80.D	81.C	82.D	83.C	84.B						

第 二 单 元

1.E	2.B	3.C	4.A	5.B	6.E	85.A	86.B	87.C	88.E	89.B	90.B
7.C	8.B	9.A	10.B	11.A	12.D	91.D	92.A	93.A	94.B	95.D	96.A
13.B	14.A	15.D	16.A	17.C	18.D	97.B	98.B	99.D	100.E	101.D	
19.B	20.E	21.D	22.B	23.B	24.B	102.C	103.D	104.E	105.B	106.D	
25.C	26.D	27.B	28.D	29.B	30.E	107.B	108.A	109.D	110.A	111.E	
31.B	32.E	33.B	34.C	35.A	36.E	112.C	113.B	114.E	115.E	116.C	
37.A	38.E	39.B	40.E	41.B	42.A	117.C	118.E	119.C	120.E	121.B	
43.A	44.A	45.A	46.C	47.D	48.E	122.E	123.B	124.E	125.A	126.D	
49.E	50.E	51.A	52.D	53.C	54.E	127.C	128.E	129.D	130.A	131.A	
55.D	56.A	57.B	58.A	59.D	60.D	132.C	133.A	134.E	135.A	136.B	
61.A	62.E	63.C	64.B	65.B	66.C	137.B	138.E	139.B	140.D	141.B	
67.E	68.A	69.A	70.D	71.E	72.E	142.C	143.C	144.A	145.D	146.E	
73.A	74.E	75.D	76.E	77.E	78.E	147.A	148.E	149.B	150.C		
79.B	80.B	81.D	82.E	83.A	84.A						

医师资格考试通关要卷（四）

（医学综合）

中医执业助理医师

考生姓名：＿＿＿＿＿＿＿＿

准考证号：＿＿＿＿＿＿＿＿

考　　点：＿＿＿＿＿＿＿＿

考　场　号：＿＿＿＿＿＿＿＿

A1 型选择题(1~68 题)

答题说明

每一道试题下面有 A、B、C、D、E 五个备选答案。请从中选择一个最佳答案。

1. "阴在内,阳之守也;阳在外,阴之使也",体现了阴阳之间的哪种关系
   A. 对立制约
   B. 互根互用
   C. 互为消长
   D. 平衡协调
   E. 互相转化

2. 具有"朝百脉"功能的脏是
   A. 肝
   B. 心
   C. 脾
   D. 肾
   E. 肺

3. 具有透疹消疮功效的药物是
   A. 紫苏
   B. 荆芥
   C. 香薷
   D. 白芷
   E. 防风

4. 下列各项,不具有止呕功效的药物是
   A. 半夏
   B. 藿香
   C. 佩兰
   D. 豆蔻
   E. 竹茹

5. 车前子入汤剂的用法是
   A. 先煎
   B. 后下
   C. 另煎
   D. 烊化
   E. 包煎

6. 属于感染性发热的疾病是
   A. 肝癌
   B. 斑疹伤寒
   C. 白血病
   D. 风湿热
   E. 广泛性皮炎

7. 下列各项,可出现开瓣音的是
   A. 二尖瓣脱垂
   B. 二尖瓣狭窄
   C. 主动脉瓣狭窄
   D. 主动脉瓣关闭不全
   E. 二尖瓣关闭不全

8. 出现库瓦济埃征(Courvoisier sign)阳性的是
   A. 直肠癌
   B. 胰头癌
   C. 肝癌
   D. 胆囊癌
   E. 胃癌

9. 下列各项,属于中医诊断基本原则的是
   A. 整体审察
   B. 司外揣内
   C. 辨证论治
   D. 审证求因
   E. 望闻问切

10. 下列属于慢性阻塞性肺疾病最主要病因的是
    A. 长期吸烟
    B. 自主神经功能失调
    C. 职业粉尘和化学物质
    D. 大气污染
    E. 肺部反复感染

11. 下列各项,不属于传染源的是
    A. 患者
    B. 隐性感染者
    C. 既往感染者
    D. 病原携带者
    E. 受染动物

12. 五脏与五志的关系中,脾之志是
    A. 喜
    B. 怒
    C. 忧
    D. 思
    E. 恐

13. 具有"受盛化物"功能的腑是

A. 胆

B. 胃

C. 小肠

D. 大肠

E. 膀胱

14. 下列除哪项外,均是九味羌活汤的组成药物

　　A. 防风、川芎

　　B. 当归、陈皮

　　C. 苍术、细辛

　　D. 白芷、生地黄

　　E. 黄芩、甘草

15. 温脾汤的功用是

　　A. 攻下冷积,温补脾阳

　　B. 荡涤肠胃,温补脾肾

　　C. 攻下冷积,温补肾阳

　　D. 攻下冷积,温肾暖胃

　　E. 攻下冷积,温脾暖胃

16. 左金丸中黄连与吴茱萸的用量比例为

　　A. 1:1

　　B. 2:1

　　C. 3:1

　　D. 4:1

　　E. 6:1

17. 流行性出血热发热期出现的"三痛"是指

　　A. 头痛、胸痛、腹痛

　　B. 头痛、腹痛、关节痛

　　C. 头痛、胸痛、腰痛

　　D. 头痛、腰痛、眼眶痛

　　E. 头痛、腰痛、背痛

18. 治疗伤寒慢性带菌者首选的药物是

　　A. 氯霉素

　　B. 磺胺嘧啶

　　C. 四环素

　　D. 氨苄西林

　　E. 红霉素

19. 细菌性痢疾的病原体中,产生外毒素能力最强的菌群是

　　A. 痢疾志贺菌

　　B. 宋内志贺菌

　　C. 福氏志贺菌

　　D. 鲍氏志贺菌

E. 产志贺毒素大肠埃希菌

20. 与人体生长发育密切相关的气是

　　A. 元气

　　B. 宗气

　　C. 营气

　　D. 卫气

　　E. 脏腑之气

21. 治疗血虚证时常配用益气药,其理论依据是

　　A. 气能行血

　　B. 气能生血

　　C. 气能摄血

　　D. 血能载气

　　E. 血为气母

22. 既能凉血止血,又能化痰止咳、生发乌发的药物是

　　A. 大蓟

　　B. 小蓟

　　C. 侧柏叶

　　D. 地榆

　　E. 三七

23. 下列各项,不属于艾叶主治病证的是

　　A. 经寒痛经

　　B. 月经不调

　　C. 宫冷不孕

　　D. 胎漏下血

　　E. 妊娠恶阻

24. 天南星的功效是

　　A. 燥湿化痰,降逆止呕

　　B. 燥湿化痰,祛风止痉

　　C. 燥湿化痰,祛风解毒

　　D. 燥湿化痰,止咳平喘

　　E. 燥湿化痰,清热定惊

25. 听诊心包摩擦音最清楚的部位是

　　A. 心尖部

　　B. 胸骨左缘第3、4肋间

　　C. 胸骨右缘第3、4肋间

　　D. 左侧腋前线第3、4肋间

　　E. 心底部

26. 胸部触诊时语音震颤增强,常见于

　　A. 大叶性肺炎

　　B. 胸腔积液

C. 胸壁皮下气肿

D. 支气管哮喘发作

E. 阻塞性肺不张

27. 可引起高钾血症的疾病是

A. 肾性水肿

B. 醛固酮增多症

C. 心功能不全

D. 肾上腺皮质功能减退症

E. 代谢性碱中毒

28. 神昏谵语,躁扰不宁,循衣摸床,撮空理线,属于

A. 精亏神衰

B. 邪盛神乱

C. 假神

D. 少神

E. 神乱

29. 我国肝硬化的最主要病因是

A. 病毒性肝炎

B. 营养不良

C. 慢性酒精中毒

D. 慢性心力衰竭

E. 慢性细菌性痢疾

30. 流行性乙型脑炎(简称乙脑)的主要传播途径是

A. 猪

B. 乙脑病毒携带者

C. 乙脑患者

D. 蚊虫

E. 野鼠

31. 分布于上肢外侧前缘的经脉是

A. 手少阴肺经

B. 手阳明大肠经

C. 手厥阴心包经

D. 手少阳三焦经

E. 手太阳小肠经

32. 善行、主动的病邪是

A. 风邪

B. 寒邪

C. 暑邪

D. 湿邪

E. 燥邪

33. 在开窍剂中,功善清热解毒的是

A. 苏合香丸

B. 安宫牛黄丸

C. 紫雪

D. 清营汤

E. 至宝丹

34. 下列不属于肾气丸主治病证的是

A. 便秘

B. 痰饮

C. 消渴

D. 脚气

E. 转胞

35. 暑热耗气伤液,汗多无热者,治疗应选用

A. 清暑益气汤

B. 生脉散

C. 六一散

D. 玉女煎

E. 当归六黄汤

36. 下列各项,既是重型肝炎的诊断依据,也是判断其预后敏感指标的是

A. 血氨

B. 胆碱酯酶

C. 丙氨酸氨基转移酶

D. 天门冬氨酸氨基转移酶

E. 凝血酶原活动度

37. 流行性脑脊髓膜炎常见的特征性皮疹是

A. 玫瑰色斑丘疹

B. 单纯疱疹

C. 瘀点、瘀斑

D. 脓疱疹

E. 坏疽

38. 对结核病最具诊断价值的项目是

A. 痰涂片抗酸染色阳性

B. 痰分离培养检出结核杆菌

C. 胸部 X 线见斑点状、密度较高、边缘清楚的结节影

D. 结核菌素试验阳性

E. 特异性结合抗原试验阳性

39. 可引起头昏头重、精神不振症状的病因是

A. 痰饮

B. 瘀血

C. 结石

D. 虫积

E. 出血

40. 导致疾病发生的关键因素是
    A. 邪气偏盛
    B. 正气不足
    C. 邪盛正衰
    D. 正盛邪退
    E. 邪正相持

41. 既能平肝息风、清肝明目,又能散血解毒的药物是
    A. 牛黄
    B. 决明子
    C. 羚羊角
    D. 龙胆
    E. 石决明

42. 麝香与牛黄相同的功效是
    A. 活血通经
    B. 凉肝息风
    C. 开窍醒神
    D. 清热解毒
    E. 催生下胎

43. 小蓟饮子与八正散相同的功效是
    A. 利水通淋
    B. 燥湿解毒
    C. 凉血止血
    D. 泻火养阴
    E. 利湿化浊

44. 温经汤的主治病机是
    A. 冲任虚寒,瘀血阻滞
    B. 冲任虚损,瘀血阻滞
    C. 脾阳不足,脾不统血
    D. 血虚受寒,瘀阻胞宫
    E. 寒凝血瘀,湿阻胞宫

45. 舌苔苔质颗粒细腻致密,不易刮去,上有黏液,属于
    A. 滑苔
    B. 腐苔
    C. 腻苔
    D. 垢苔
    E. 浊腻苔

46. 不属于但头汗出临床意义的是
    A. 中焦湿热蕴结

B. 上焦热盛
C. 元气将脱,虚阳上越
D. 进食辛辣、热汤,饮酒
E. 里热蒸迫

47. 二度Ⅰ型房室传导阻滞的心电图特征是
    A. PR 间期进行性缩短
    B. RR 间距进行性延长
    C. 房室传导比例3:1下传多见
    D. PR 间期进行性延长,伴 QRS 波群脱落
    E. QRS 波群宽大畸形

48. 表现为持续性睡眠,可被唤醒,醒后能回答简单的问题,刺激停止后迅速入睡的是
    A. 嗜睡
    B. 昏睡
    C. 昏迷
    D. 谵妄
    E. 意识模糊

49. 应用铁剂治疗缺铁性贫血后,首先出现的反应是
    A. 红细胞总数升高
    B. 血清铁增加
    C. 血红蛋白升高
    D. 血清铁饱和度增加
    E. 网织红细胞升高

50. 下列病变均可见杵状指,除外
    A. 支气管扩张
    B. 慢性肺脓肿
    C. 支气管肺癌
    D. 亚急性感染性心内膜炎
    E. 尺神经损伤

51. 邪热内伏,反见四肢厥冷的病机特点是
    A. 阳盛则阴病
    B. 阴盛则寒
    C. 阳虚则寒
    D. 阴损及阳
    E. 阳盛格阴

52. 属于"从治"的是
    A. 治热以寒
    B. 寒者热之
    C. 阳病治阴
    D. 用热远热
    E. 以通治通

53. 治疗久泻久痢、久咳失音的药物是
    A. 蝉蜕
    B. 白术
    C. 桔梗
    D. 诃子
    E. 薄荷

54. 外用杀虫,主治疥疮,内服可助阳通便的药物是
    A. 雄黄
    B. 硫黄
    C. 蛇床子
    D. 樟脑
    E. 土荆皮

55. 镇肝熄风汤中配伍生麦芽的用意是
    A. 消食和中
    B. 疏肝和胃
    C. 健脾化滞
    D. 和胃健脾
    E. 疏肝理气

56. 方中人参、玄参、丹参同用的方剂是
    A. 清营汤
    B. 天王补心丹
    C. 百合固金汤
    D. 清燥救肺汤
    E. 朱砂安神丸

57. 主惊恐、跌仆损伤的脉象是
    A. 弦脉
    B. 涩脉
    C. 紧脉
    D. 牢脉
    E. 代脉

58. 肝阳化风与热极生风的共同临床表现是
    A. 高热神昏
    B. 步履不正
    C. 头摇肢颤
    D. 两目上视
    E. 脉弦

59. 慢性风湿性心脏病发生栓塞最常见的病因是
    A. 二尖瓣狭窄并发右心衰竭
    B. 二尖瓣狭窄并发肺部感染
    C. 二尖瓣狭窄并发肺水肿
    D. 二尖瓣狭窄并发房颤

    E. 二尖瓣狭窄并发感染性心内膜炎

60. 属于慢性肺心病肺动脉高压 X 线检查表现的是
    A. 双肺纹理增多
    B. 左心室肥厚
    C. 右下肺动脉干扩张
    D. 双肺透亮度增高
    E. 右心房肥大

61. 下列不属于深反射检查的是
    A. 肱二头肌反射
    B. 膝反射
    C. 提睾反射
    D. 跟腱反射
    E. 桡骨骨膜反射

62. 胃癌最好发的部位是
    A. 胃体
    B. 胃底
    C. 胃窦
    D. 胃小弯
    E. 贲门

63. 麻醉药品注射剂每张处方的剂量为
    A. 1 次常用量
    B. 1 日常用量
    C. 2 日常用量
    D. 3 日常用量
    E. 7 日常用量

64. 以下情形中,可以参加执业医师资格考试的是
    A. 有医学专业本科以上学历,在医疗机构中参加医学专业工作实践满半年
    B. 有医学专业本科以上学历,在医疗机构中参加医学专业工作实践满一年
    C. 有医学专业本科以上学历,在医疗机构中试用期满半年
    D. 有医学专业专科学历,在医疗机构中试用期满一年
    E. 有医学专业专科学历,在医疗机构中参加医学专业工作实践满一年

65. 属于乙类传染病的是
    A. 霍乱
    B. 手足口病
    C. 流行性感冒
    D. 病毒性肝炎

E. 急性出血性结膜炎

66. 下列各项,不属于中国古代医德思想内容的是
    A. 救死扶伤、一视同仁的道德准则
    B. 仁爱救人、赤诚济世的事业准则
    C. 清廉正直、不图钱财的道德品质
    D. 认真负责、一丝不苟的服务态度
    E. 不畏权贵、忠于医业的献身精神

67. 临床诊疗工作的基本道德原则是
    A. 配伍原则
    B. 及时原则

C. 经济原则
D. 协作原则
E. 最优化原则

68. 人类胚胎干细胞研究和应用的原则不包括
    A. 尊重原则
    B. 知情同意原则
    C. 安全原则
    D. 有效原则
    E. 商品化原则

A2 型选择题(69~100 题)

答题说明

每一道试题是以一个小案例出现的,其下面都有 A、B、C、D、E 五个备选答案。请从中选择一个最佳答案。

69. 患者,男,36 岁。狂躁妄动,胡言乱语,少寐多梦,打人毁物,不避亲疏。属于
    A. 狂病
    B. 脏躁
    C. 痫病
    D. 惊风
    E. 癫病

70. 患者,男,55 岁。体胖,患高血压 6 年余。近 2 日自觉心前区闷痛,时感心悸、短气,舌淡苔白腻,脉沉滑。其辨证是
    A. 心脉痹阻证
    B. 痰迷心窍证
    C. 痰火扰心证
    D. 痰阻心脉证
    E. 瘀阻心脉证

71. 患者,男,46 岁。腹泻半年余,伴面色无华,形寒肢冷,腰酸,下腹冷痛,舌淡胖,苔白滑,脉沉细。其辨证是
    A. 脾胃虚弱证
    B. 寒湿困脾证
    C. 肾气不固证
    D. 脾肾阳虚证
    E. 脾阳虚证

72. 患者,男,65 岁。高血压病史 14 年,今晨起床突然发现右侧肢体瘫痪、感觉障碍,伴有失语。经检查诊断为动脉血栓性脑梗死,其最可能的梗

死部位是
    A. 左侧大脑中动脉
    B. 右侧大脑中动脉
    C. 左侧大脑前动脉
    D. 右侧大脑前动脉
    E. 椎-基底动脉

73. 患者,男,24 岁。服毒物后意识不清、大汗淋漓、呼吸困难、呼气有刺激性大蒜味,拟诊为急性有机磷杀虫剂中毒,最有助于诊断的是
    A. 呼吸困难
    B. 呼出气有刺激性大蒜味
    C. 血胆碱酯酶活力 <70%
    D. 毒蕈碱样症状
    E. 烟碱样症状

74. 患者,男,73 岁。既往有慢性肺心病病史 22 年,近日受凉后出现端坐呼吸、胸闷、气促,伴咳嗽、咳痰。下列体征中有助于右心衰竭诊断的是
    A. 心率 121 次/分
    B. 交替脉
    C. 颈静脉怒张
    D. 双肺底小水泡音
    E. 心尖区舒张期奔马律

75. 患者,女,42 岁。头痛眩晕,失眠多梦,舌红苔黄,口苦面红,脉弦数。治宜选用
    A. 天麻钩藤饮
    B. 大定风珠

C.羚角钩藤汤

D.镇肝熄风汤

E.川芎茶调散

76.患者,女,35岁。跌打损伤后,瘀血留于胁下,痛不可忍。治疗应选用

A.血府逐瘀汤

B.温经汤

C.生化汤

D.复元活血汤

E.大黄䗪虫丸

77.患者,男,19岁。手足心热,夜眠多梦,时有遗精,舌质红,脉细数。用药应首选

A.黄芩、黄连

B.黄连、黄柏

C.黄芩、黄柏

D.黄柏、知母

E.白果、莲子

78.患者,男,35岁。腰膝酸软,下肢麻木不仁、活动受限,受凉则痛势加剧,用药应首选

A.独活、僵蚕

B.羌活、葛根

C.桑寄生、川牛膝

D.秦艽、木瓜

E.威灵仙、鸡血藤

79.患者,男,47岁。24小时尿量为3000mL,尿比重为1.035。诊断应考虑为

A.大量饮水后

B.肾功能不全

C.糖尿病

D.尿崩症

E.精神性多尿

80.患者,男,30岁。急性化脓性阑尾炎,术后一周腹部持续性胀痛,排气排便消失,诊断为麻痹性肠梗阻。其临床表现应除外

A.肠鸣音亢进

B.肠鸣音消失

C.大小肠均胀气

D.无肠型及蠕动波

E.呕吐

81.患者,女,67岁。症见精神萎靡,意识模糊,反应迟钝,面色无华,目无精采,动作艰难。属于

A.正虚失神

B.邪盛失神

C.假神

D.少神

E.神乱

82.患者,男,32岁。症见高热烦渴,脉细数而疾,汗出如流油,热而粘手。属于

A.暑伤津气

B.湿热郁蒸

C.亡阴

D.亡阳

E.正邪相争

83.患者,男,45岁。身热不扬,午后热甚,头身困重。舌红苔黄腻,脉濡数。此证之发热属于

A.阴虚潮热

B.阳明潮热

C.湿温潮热

D.气虚发热

E.阳明经热

84.患者,男,50岁。咳痰带血2月余,近1个月食少,体重减轻,平素嗜好吸烟,按肺炎治疗无效。X线检查:右肺近肺门处有一团块状阴影;痰脱落细胞检查:找到癌细胞。应首选的治疗方案是

A.放射治疗

B.手术切除

C.化学药物治疗

D.抗生素治疗

E.免疫治疗

85.患者,男,32岁。上腹部疼痛3年,疼痛发作与饮食、情绪变化有关。查体:上腹部有广泛轻压痛。胃镜检查:胃窦黏膜可透见黏膜下血管,皱襞平坦。其诊断是

A.消化性溃疡

B.胃黏膜脱垂

C.慢性萎缩性胃炎

D.胃癌

E.慢性浅表性胃炎

86.患者,男,53岁。既往有乙肝病史,近1个月右上腹胀痛加重,时有牙龈出血。查体:有肝掌、胸部有蜘蛛痣,肝肋缘下3cm,质硬,有压痛,脾肿

大,腹水征阳性,腹壁静脉曲张。应首先考虑的诊断是

A.慢性乙肝活动期

B.原发性肝癌

C.肝硬化

D.疟疾

E.肝脓肿

87.患者,女,40岁。虚烦不眠,心悸盗汗,头目眩晕,咽干口燥,脉弦细。治疗应选用

A.天王补心丹

B.归脾汤

C.酸枣仁汤

D.朱砂安神丸

E.左归丸

88.患者,男,34岁。遗精半年,腰脊酸痛,头晕耳鸣,骨蒸潮热,虚烦盗汗,口燥咽干,舌红少苔,脉细数。治疗应选用六味地黄丸加

A.枸杞子、菊花

B.知母、黄柏

C.龙骨、牡蛎

D.麦冬、五味子

E.黄连、麦冬

89.患者,女,77岁。患高血压15年,常有头晕头痛、失眠出现,近1个月来又感耳鸣耳聋,且头晕失眠加重,舌暗红有裂纹,苔黄略燥,脉弦有力。应选用的与生地黄、白芍等配伍的药物是

A.酸枣仁、柏子仁

B.当归、川芎

C.天南星、竹沥

D.磁石、朱砂

E.龙胆草、栀子

90.患者,男,35岁。外感风寒治疗1周未愈,昨起体温升高达39℃,发热不恶寒,周身有汗,烦渴,脉洪大。用药应首选

A.黄连、黄芩

B.连翘、淡竹叶

C.石膏、知母

D.知母、黄柏

E.牡丹皮、赤芍

91.患者,女,25岁。大咯血急诊入院,既往有反复咳嗽,大量脓痰及咯血病史。胸部X线片示左

下肺肺纹理素乱。诊断最可能的是

A.肺结核

B.肺炎

C.肺癌

D.支气管扩张

E.肺脓肿

92.患者,男,55岁。食欲不振2月。查体:左锁骨上触及1.5cm×1cm×1cm包块,质硬,上腹部触及4cm×3cm×2cm大小包块,质硬,表面不光滑,无压痛,随呼吸上下移动。最可能的诊断为

A.肝癌

B.胃癌

C.胰腺癌

D.胰腺囊肿

E.淋巴瘤

93.患者,男,30岁。长期在电脑前工作,近1年时感视力疲劳,两目干涩,头昏脑涨,腰膝酸痛,舌质略红,脉细涩。用药应首选

A.夏枯草、决明子

B.龙胆草、夏枯草

C.桑叶、菊花

D.菊花、枸杞子

E.菊花、决明子

94.患者,女,36岁。发热、胸痛5天,咳吐腥臭脓血痰,舌红苔腻,用药应首选

A.桔梗、薏苡仁、鱼腥草

B.紫菀、款冬花、百部

C.桑叶、苦杏仁、枇杷叶

D.麻黄、苦杏仁、石膏

E.白果、川贝母、苦杏仁

95.患者,男,61岁。症见眩晕耳鸣,头目胀痛,面红目赤,急躁易怒,腰膝酸软,头重足轻。舌红,脉弦细数。其证候是

A.肝火上炎

B.肝阳上亢

C.肝阴不足

D.肝气郁结

E.肝阳化风

96.患者,女,40岁。低热3个月,热势常随情绪波动而起伏,烦躁易怒,口干而苦。舌红苔黄,脉弦数。其证候是

A. 瘀血发热

B. 气虚发热

C. 血虚发热

D. 肝郁发热

E. 阴虚发热

97. 患者,女,54 岁。半年内出现 3 次突然无法言语,每次持续 30 分钟左右,第 3 次还出现右侧肢体麻木。既往有慢性房颤病史,此次入院时神经系统查体未见异常。其最可能的诊断是

A. 癫痫小发作

B. 癔症发作

C. 颈椎病

D. 短暂性脑缺血发作

E. 脑肿瘤

98. 患者,男,37 岁。因呕血 6 小时于急诊收入院,既往病史不详。查体:心率 108 次/分,血压 90/60mmHg。为明确诊断,应首选的检查方法是

A. 电子胃镜

B. 选择性腹腔动脉造影

C. X 线钡餐透视

D. 腹部 B 超

E. 肝功能检查

99. 患者,男,20 岁。心悸不安,体弱气短,虚烦眠差,咽干口燥,舌淡少苔,脉结代。治疗应选用

A. 天王补心丹

B. 炙甘草汤

C. 归脾汤

D. 生脉散

E. 朱砂安神丸

100. 患者,女,30 岁。妊娠 2 个月,食少,便软,面色萎白,语声低微,四肢乏力,舌质淡,脉细缓。治疗应首选

A. 四物汤

B. 归脾汤

C. 当归补血汤

D. 四君子汤

E. 八珍汤

A3 型选择题(101～112 题)

答题说明

以下提供若干个案例,每个案例下设 3 道考题。请根据题干所提供的信息,在每一道考题下面的 A、B、C、D、E 五个备选答案中选择一个最佳答案。

(101～103 题共用题干)

患者,男,40 岁。右上腹痛 2 个月,肝肋下 3cm,脾肋下 2cm,移动浊音阳性。HBsAg 阳性。B 超检查:肝右叶有一直径 5cm 的占位性病变。

101. 最可能的诊断是

A. 肝硬化

B. 细菌性肝脓肿

C. 肝血管瘤

D. 肝癌

E. 肝包虫病

102. 最适合的实验室检查是

A. AFP

B. γ-GT

C. 血培养

D. 包虫囊液皮试

E. 血清胆红素测定

103. 对该病最有诊断意义的检查是

A. B 超

B. 腹部 CT

C. X 线

D. 肝功能检查

E. 肝穿刺细胞学检查

(104～106 题共用题干)

患者,男,26 岁。6 天前发热、咽痛,应用抗生素治疗无效。颈部浅表淋巴结肿大,咽部充血,扁桃体 II 度肿大,下肢少许瘀斑。白细胞 16.6×10^9/L,原始细胞 0.60,血红蛋白 80g/L,血小板 34×10^9/L。

104. 最可能的诊断是

A. 特发性血小板减少性紫癜

B. 缺铁性贫血

C. 再生障碍性贫血

D. 血液感染

E. 急性白血病

105. 查体时应特别注意的体征是

A. 睑结膜苍白

B. 胸骨压痛

C. 浅表淋巴结肿大

D. 皮肤出血点

E. 皮肤瘀斑

106. 为明确诊断应做的检查是

A. 血小板抗体

B. 血清铁蛋白

C. 红细胞沉降率

D. 淋巴结活检

E. 骨髓涂片细胞学检查

(107 ~ 109 题共用题干)

女,65 岁。心绞痛病史 8 年,无高血压史,夜间突发心前区疼痛 8 小时入院,入院时血压为 150/90mmHg,经心电图检查诊断为急性前壁心肌梗死。

107. 最可能的心电图表现为

A. Ⅱ、Ⅲ、aVF 出现异常 Q 波,伴 ST 段弓背向上抬高

B. $V_1 \sim V_4$ 出现异常 Q 波,伴 ST 段弓背向上抬高

C. $V_1 \sim V_4$ 出现冠状 T 波

D. 频发室性期前收缩

E. 三度房室传导阻滞

108. 此时最具特征性的实验室改变是

A. 血清 LDH 水平增高

B. 血清 AST 水平增高

C. 血清 ALT 水平增高

D. 血清 CK – MB 水平增高

E. 血清肌红蛋白下降

109. 患者出现频发室性早搏,有时呈短阵室速,最恰当的处理是

A. 静脉应用维拉帕米

B. 口服美西律

C. 静脉应用利多卡因

D. 口服普鲁卡因酰胺

E. 静脉应用硝酸酯类药物

(110 ~ 112 共用题干)

男,51 岁。肝硬化患者,有腹水。不规律服用利尿剂治疗,2 天来出现嗜睡。查体:轻度黄疸,测血钠 120mmol/L,血钾 2.6mmol/L,氯化物 92mmol/L,BUN10mmol/L,血 pH7.5。

110. 患者肝昏迷的诱因是

A. 黄疸

B. 低血钠

C. 低血钾

D. 酸中毒

E. 氮质血症

111. 此时最佳治疗是静脉滴注

A. 谷氨酸钠

B. 精氨酸 + 左旋多巴

C. 谷氨酸钠 + 谷氨酸钾

D. 谷氨酸钠 + 左旋多巴

E. 谷氨酸钠 + 精氨酸 + 10% 氯化钾

112. 下列哪项体征对该例诊断有特征性意义

A. 肌张力增强

B. 腱反射亢进

C. 扑翼震颤阳性

D. 腹壁反射消失

E. 嗜睡

B1 型选择题(113 ~ 150 题)

> **答题说明**
>
> 　以下提供若干组考题,每组考题共用在考题前列出的 A、B、C、D、E 五个备选答案。请从中选择一个最佳答案。某个备选答案可能被选择一次、多次或不被选择。

A. 肝

B. 心

C. 脾

D. 肺

E. 肾

113. 具有"主治节"功能的脏是

114. 具有"主升清"功能的脏是

    A. 玄参、丹参

    B. 黄芩、黄柏

    C. 丹皮、当归

    D. 石膏、知母

    E. 竹叶、麦冬

115. 清营汤的药物组成中含有
116. 清胃散的药物组成中含有

    A. β 受体阻断药

    B. 钙拮抗药

    C. 硝普钠

    D. 哌唑嗪

    E. 利血平

117. 高血压伴心率增快时治疗宜选用
118. 高血压急症的治疗常首选

    A. 人

    B. 禽

    C. 猪

    D. 蚊

    E. 鼠

119. 人感染高致病性禽流感的主要传染源是
120. 流行性出血热的主要传染源是

    A. 高血压

    B. 锥体束病变

    C. 蛛网膜下腔出血

    D. 坐骨神经痛

    E. 腰椎间盘突出

121. 上述各项,可出现巴宾斯基征阳性的是
122. 上述各项,可出现颈强直的是

    A. 地骨皮

    B. 青蒿

    C. 白薇

    D. 银柴胡

    E. 胡黄连

123. 具有凉血退蒸、清泄肺热功效的药物是
124. 具有退虚热、凉血、解暑功效的药物是

    A. 食指络脉淡白

    B. 食指络脉色青

    C. 食指络脉鲜红

    D. 食指络脉紫红

    E. 食指络脉紫黑

125. 小儿外感风寒常见的食指络脉是
126. 小儿疳积常见的食指络脉是

    A. 气

    B. 血

    C. 津

    D. 液

    E. 精

127. 对孔窍起滋润作用的主要是
128. 对关节起润泽和滑利作用的主要是

    A. 六味地黄丸

    B. 大补阴丸

    C. 桑螵蛸散

    D. 牡蛎散

    E. 地黄饮子

129. 心肾两虚之遗尿滑精者,可用
130. 肝肾阴虚之盗汗遗精者,可用

    A. FT_3、FT_4

    B. TSH

    C. TGAb

    D. 甲状腺摄[131]I 率

    E. 甲状腺超声

131. 主要用于甲状腺毒症病因鉴别的指标是
132. 反映甲状腺功能最敏感的指标是

    A. 氟喹诺酮类

    B. 复方磺胺甲噁唑

    C. 头孢菌素类

    D. 氯霉素

    E. 阿莫西林

133. 治疗伤寒病原首选的抗菌药物是
134. 治疗菌痢首选的抗菌药物是

    A. 两肺锁骨下区的片状阴影

B. 左上缘影呈直线状斜向外下方

C. 右上肺与肺门部形成"S"形阴影

D. 肺内有多发的薄壁空腔

E. 肺内有多发的肿块影

135. 右肺上叶中心型肺癌的 X 线表现是

136. 浸润型肺结核的典型征象是

A. 附子

B. 干姜

C. 肉桂

D. 吴茱萸

E. 小茴香

137. 既治亡阳证,又治阳虚外感风寒的药物是

138. 既治厥阴头痛,又治脾肾阳虚之五更泄泻的药物是

A. 气滞心脉证

B. 寒凝心脉证

C. 心阳虚脱证

D. 瘀阻心脉证

E. 痰阻心脉证

139. 心悸怔忡,心胸闷痛,身重困倦,苔白腻,脉沉滑的临床意义是

140. 心悸怔忡,心胸胀痛,伴胁胀,善太息,舌淡红,脉弦的临床意义是

A. 气滞

B. 气逆

C. 气陷

D. 气闭

E. 气脱

141. 上述各项,以突然昏厥、不省人事为特点的病理变化是

142. 上述各项,以全身机能突然衰竭为特点的病理变化是

A. 石菖蒲

B. 远志

C. 龙骨

D. 酸枣仁

E. 合欢皮

143. 具有化湿开窍、宁心安神功效的药物是

144. 具有祛痰开窍、宁心安神功效的药物是

A. 化痰息风,健脾祛湿

B. 清肺化痰,散结排脓

C. 通阳散结,行气祛痰

D. 健脾燥湿,平肝息风

E. 疏肝理气,健脾化痰

145. 瓜蒌薤白白酒汤的功用是

146. 半夏白术天麻汤的功用是

A. 1 年

B. 2 年

C. 3 年

D. 4 年

E. 5 年

147. 第一类精神药品处方的保存期限为

148. 儿科处方的保存期限为

A. 仁爱

B. 严谨

C. 诚实

D. 公正

E. 奉献

149. 以人道主义精神关心爱护患者的医学道德品质是

150. 对待患者一视同仁,在医疗资源分配等问题上公平公正的医学道德品质是

A1 型选择题(1～25 题)

答题说明

每一道试题下面有 A、B、C、D、E 五个备选答案。请从中选择一个最佳答案。

---

1. 治疗肺痨肺阴亏耗证,应选用的治法是
   A. 滋阴降火
   B. 滋阴宣肺
   C. 清热解毒
   D. 滋阴润肺
   E. 滋阴清热

2. 治疗中风恢复期气虚络瘀证,应首选的方剂是
   A. 天麻钩藤饮
   B. 半夏白术天麻汤
   C. 镇肝熄风汤
   D. 补阳还五汤
   E. 局方至宝丹

3. 治疗急惊风邪陷心肝证,应首选的方剂是
   A. 羚角钩藤汤
   B. 清瘟败毒饮
   C. 白虎汤合紫雪
   D. 清营汤合白虎汤
   E. 黄连解毒汤合安宫牛黄丸

4. 水痘邪伤肺卫证的治法是
   A. 宣肺解毒,利湿清热
   B. 疏风清热,利湿解毒
   C. 疏风解表,清热宣肺
   D. 辛凉解表,清热渗湿
   E. 清热渗湿,解毒凉营

5. 治疗咽喉肿痛的要穴是
   A. 少商
   B. 列缺
   C. 合谷
   D. 太渊
   E. 尺泽

6. 照海穴的主治病证是
   A. 胁肋胀痛
   B. 咽喉干痛
   C. 下肢厥冷
   D. 慢性腹泻
   E. 胸闷不舒

7. 顺经汤治疗经行吐衄的适应证是
   A. 肝肾阴虚证

B. 阴虚火旺证
C. 肝经郁火证
D. 脾气虚弱证
E. 肺肾阴虚证

8. 下列各项,属于"产后三病"的是
   A. 产后血晕、产后发热、产后腹痛
   B. 产后痉病、产后大便难、产后郁冒
   C. 产后小便不通、产后恶露不绝、产后小便淋痛
   D. 产后呕吐、产后泄泻、产后盗汗
   E. 产后冲心、产后冲肺、产后冲胃

9. 疮疡半阴半阳证,应选用的外用药物是
   A. 冲和膏
   B. 太乙膏
   C. 阳和解凝膏
   D. 咬头膏
   E. 玉露膏

10. 气瘿的特点是
    A. 肿块坚硬
    B. 疼痛
    C. 随喜怒消长
    D. 肿块局限
    E. 红肿热痛

11. 治疗阳虚便秘的最佳选方是
    A. 济川煎
    B. 右归丸
    C. 半硫丸
    D. 温脾汤
    E. 麻子仁丸

12. 治疗黄疸消退后气滞血瘀证,应首选的方剂是
    A. 逍遥散合鳖甲煎丸
    B. 归芍六君子汤
    C. 茵陈五苓散
    D. 茵陈四苓散
    E. 黄连温胆汤

13. 治疗小儿肺炎喘嗽毒热闭肺证的首选方剂是
    A. 银翘散
    B. 清金化痰丸
    C. 麻杏石甘汤

D. 黄连解毒汤合麻杏石甘汤

E. 五虎汤合葶苈大枣泻肺汤

14. 腹痛腹部中寒证的主方为

A. 香砂平胃散

B. 大承气汤

C. 养脏汤

D. 小建中汤

E. 少腹逐瘀汤

15. 下列有关阳陵泉穴主治病证的叙述,不正确的是

A. 小儿惊风

B. 下肢痿痹

C. 黄疸、胁痛

D. 呕吐、吞酸

E. 小便不利

16. 下列属于捻转补泻中补法的操作是

A. 捻转角度小,用力轻,频率慢,操作时间短

B. 捻转角度小,用力重,频率慢,操作时间短

C. 捻转角度大,用力轻,频率快,操作时间短

D. 捻转角度小,用力轻,频率慢,操作时间长

E. 捻转角度大,用力轻,频率慢,操作时间短

17. 胞宫的主要生理功能是

A. 主月经

B. 主带下

C. 主孕育胎儿

D. 主月经和孕育胎儿

E. 主经、带、胎、产

18. 治疗痰湿型月经过少的首选方是

A. 开郁二陈汤

B. 二陈汤

C. 礞石滚痰丸

D. 半夏白术天麻汤

E. 苍附导痰丸

19. 头发突然发生斑块状脱落的慢性皮肤病,称为

A. 头癣

B. 蝼蛄疖

C. 肥疮

D. 白秃疮

E. 油风

20. 治疗锁喉痈初起,应首选的方剂是

A. 仙方活命饮

B. 牛蒡解肌汤

C. 普济消毒饮

D. 五味消毒饮

E. 黄连解毒汤

21. 治疗痹证之着痹,应首选的方剂是

A. 薏苡仁汤

B. 宣痹汤

C. 乌头汤

D. 防风汤

E. 独活寄生汤

22. 隔蒜灸多用于治疗

A. 肿疡初起

B. 疮疡久溃

C. 阳痿早泄

D. 中风脱证

E. 伤寒阴证

23. 胃痞痰湿中阻证治的主方是

A. 二陈平胃汤加减

B. 保和丸加减

C. 泻心汤和连朴饮加减

D. 越鞠丸和枳术丸加减

E. 枳实消痞丸加减

24. 漏肩风肩外侧疼痛明显者,病变所属的经脉是

A. 手阳明大肠经

B. 手太阳小肠经

C. 手少阳三焦经

D. 手太阴肺经

E. 手少阴心经

25. 针灸治疗落枕之病在督脉、太阳经者,宜加用

A. 大椎、束骨

B. 风池、肩井

C. 风池、合谷

D. 内关、合谷

E. 尺泽、孔最

A2 型选择题(26~78题)

答题说明

每一道试题是以一个小案例出现的,其下面都有 A、B、C、D、E 五个备选答案。请从中选择一个最佳答案。

26. 患者,男,76 岁。3 年来小便点滴不爽,排出无力,神气怯弱,畏寒肢冷,腰膝酸软。舌淡胖,苔薄白,脉沉细弱。治法是
    A. 升清降浊,化气行水
    B. 温补肾阳,化气利水
    C. 行瘀散结,通利水道
    D. 清利湿热,通利小便
    E. 疏利气机,通利小便

27. 患者,男,55 岁。平素喜烟酒,嗜辛辣。齿衄 3 日,血色鲜红,齿龈红肿疼痛,伴头痛、口臭。舌红苔黄,脉洪数。治法是
    A. 滋阴降火,凉血止血
    B. 清胃泻火,凉血止血
    C. 清胃泻火,化瘀止血
    D. 清化湿热,凉血止血
    E. 清热解毒,凉血止血

28. 患者,男,42 岁。哮喘反复发作 5 年,本次发作喘促不能平卧,咳痰清稀,无汗,头痛,脉浮紧。治疗应首选
    A. 膻中、太渊、太溪、肾俞
    B. 中府、列缺、肺俞、尺泽
    C. 肺俞、风门、丰隆、太渊
    D. 天突、定喘、尺泽、膻中
    E. 膏肓、肾俞、太溪、丰隆

29. 患者,女,36 岁。1 周来症见头晕目眩,伴胸胁胀闷。舌红,脉弦。治疗应首选
    A. 脾俞、足三里、气海、百会
    B. 丰隆、中脘、内关、头维
    C. 胃俞、丰隆、太冲、期门
    D. 风池、肝俞、行间、侠溪
    E. 百会、肾俞、悬钟、太溪

30. 患者,女,37 岁。最近月经量明显增多,有血块,伴腰痛拒按。舌暗,脉细涩。现正值经期第 2 天。治疗应选
    A. 桃红四物汤
    B. 失笑散加血余炭、茜草、益母草
    C. 生化汤合芍药甘草汤
    D. 血府逐瘀汤加元胡
    E. 通窍活血汤

31. 患者,男,36 岁。饮酒后出现便血,呈喷射状,色鲜红,无疼痛,便时肛门内无物脱出。该患者最可能的诊断是
    A. 直肠息肉

B. 肛裂
C. 内痔
D. 肛管直肠癌
E. 肛瘘

32. 患儿,男,2 岁。经常在入睡后出汗,有时白天也汗出较多,形体消瘦,精神倦怠,心烦少寐,时有低热、口干、手足心灼热,哭声无力,口唇淡红。舌质淡,可见花剥苔,脉细弱。治疗应首选
    A. 泻黄散
    B. 黄芪桂枝五物汤
    C. 当归六黄汤
    D. 牡蛎散
    E. 玉屏风散

33. 患者,女,45 岁。咳嗽 2 个月,呈阵发性,咳时面赤,咽干口苦,常感痰滞咽喉而难咳出,量少质黏,胸胁胀痛,咳时引痛,舌红,苔薄黄,脉弦数。其治法是
    A. 清热肃肺,豁痰止咳
    B. 燥湿化痰,理气止咳
    C. 清肺泻肝,顺气降火
    D. 滋阴润肺,化痰止咳
    E. 疏风清肺,润燥止咳

34. 患者,女,63 岁。反复发作气急、痰鸣 30 余年。平素气短声低,自汗,怕风,易感冒,倦怠无力,食少便溏,喉中时有轻度哮鸣,痰多质稀色白,舌质淡,苔白,脉细弱。其诊断是
    A. 哮病缓解期肺脾气虚证
    B. 喘证肺气虚耗证
    C. 哮病缓解期肺肾两虚证
    D. 哮病发作期风痰哮证
    E. 喘证肾虚不纳证

35. 患者,男,45 岁。自觉心慌心烦,时息时作,健忘失眠。治疗应首选
    A. 三阴交
    B. 神门
    C. 足三里
    D. 太溪
    E. 合谷

36. 患者,女,55 岁。症见头晕头痛,心悸耳鸣,失眠多梦,急躁易怒,脉细弦。治疗应首选
    A. 百会、脾俞、气海、足三里
    B. 风池、肝俞、肾俞、行间、侠溪
    C. 头维、中脘、内关、丰隆、解溪

D. 脾俞、胃俞、合谷、足三里

E. 四神聪、印堂、太阳、外关

37. 患者,女,32 岁。非经期阴道突然大量出血,淋漓日久不净,血色深红,质地稠黏,口干欲饮,烦躁面赤。应诊断为

    A. 血热型月经过多

    B. 血热型崩漏

    C. 血虚型月经过多

    D. 血瘀型崩漏

    E. 血虚型崩漏

38. 患者,男,48 岁。肩背皮肤浅层肿块,与皮肤粘连,瘤体表面中心有黑色粗大毛孔,挤压时有臭脂浆溢出。其诊断是

    A. 血瘤

    B. 肉瘤

    C. 流痰

    D. 脂瘤

    E. 筋瘤

39. 患儿,男,6 岁。突然出现头面、眼睑浮肿,并迅速波及全身,呈紧张性水肿,尿少、色如浓茶。伴发热,恶风,口渴,咽痛。舌尖红苔薄黄,脉浮数。治疗应首选

    A. 麻黄连翘赤小豆汤

    B. 五味消毒饮

    C. 苓桂术甘汤

    D. 甘露消毒丹

    E. 五苓散

40. 患者,男,52 岁。胸部闷痛 1 年。今日因受寒而猝然心痛如绞,心痛彻背,喘不得卧,手足不温,冷汗自出,面色苍白,苔薄白,脉沉紧。治疗应首选的方剂是

    A. 枳实薤白桂枝汤合当归四逆汤

    B. 生脉散合人参养荣汤

    C. 天王补心丹合炙甘草汤

    D. 人参养荣汤合桃红四物汤

    E. 参附汤合右归饮

41. 患者,男,52 岁。2 年来心中悸动不安,眩晕,胸闷痞满,渴不欲饮,小便短少,恶心流涎,舌淡胖,苔白滑,脉沉细而滑。其诊断是

    A. 眩晕痰湿中阻证

    B. 心悸水饮凌心证

    C. 眩晕气血亏虚证

    D. 心悸心阳不振证

E. 眩晕肾精不足证

42. 患者,男,65 岁。胁部皮肤灼热疼痛 2 天后,患部皮肤出现簇集粟粒大小丘状疱疹,呈带状排列,疱壁紧张,口苦,心烦,脉弦数。治疗本病除取局部阿是穴、夹脊外,宜选取

    A. 神门、大陵

    B. 合谷、列缺

    C. 血海、三阴交

    D. 阴陵泉、内庭

    E. 行间、侠溪

43. 患者,男,34 岁。症见咽喉肿痛,咽干,口渴,便秘,尿黄。舌红苔黄,脉洪大。除少商、合谷、尺泽、关冲外,应加取

    A. 内庭、关冲

    B. 厉兑、天突

    C. 内庭、鱼际

    D. 列缺、照海

    E. 曲池、鱼际

44. 患者,女,27 岁。经间期出血,色红,无血块,无腹痛,头晕腰酸,大便艰,溲黄,舌红,脉细弦数。治疗应首选的方剂是

    A. 六味地黄丸

    B. 清肝止淋汤

    C. 逐瘀止血汤

    D. 两地汤

    E. 清肝引经汤

45. 患者,女,40 岁,售货员。平素有足癣,昨日突然发热恶寒,头痛,胃纳不佳,自以为感冒,服用感冒药。今晨起见右下肢皮肤大片红斑,高出皮肤,边界清楚,压之褪色,抬手即复,伴便秘溲黄,舌红,脉数而滑。其诊断为

    A. 浅静脉炎

    B. 臁疮

    C. 小腿痈

    D. 丹毒

    E. 药疹

46. 患儿,女,8 个月。素来体弱,泄泻 2 天,大便日行 20 余次,质稀如水,精神萎靡,时而烦躁哭闹,皮肤干燥,囟门凹陷,啼哭无泪,小便量少,舌红少津。其治法是

    A. 健脾温阳,助运止泻

    B. 健脾益气,酸甘敛阴

    C. 补肾滋阴,平肝降火

D. 补肾温阳,涩肠止泻

E. 挽阴回阳,救逆固脱

47. 患者,男,28岁。平素急躁易怒,口苦咽干。今日突然仆倒,不省人事,吼叫,四肢抽搐,口吐白沫,舌红,苔黄腻,脉数。其治法是

A. 活血化瘀,息风通络

B. 涤痰息风,开窍定痫

C. 平肝潜阳,清火息风

D. 化痰祛湿,健脾和胃

E. 清热泻火,化痰开窍

48. 患者,女,45岁。反复发作胃脘疼痛6年。现症见胃脘隐隐灼痛,似饥而不欲食,口燥咽干,五心烦热,大便干结,舌红少津,脉细数。治疗应首选的方剂是

A. 一贯煎合芍药甘草汤

B. 黄芪建中汤

C. 沙参麦冬汤

D. 益胃汤

E. 参苓白术散

49. 患者,男,24岁。目赤肿痛,眼涩难开,流泪,畏光,伴发热、恶风、头痛。舌苔薄黄,脉浮数。治疗除取睛明、太阳、合谷、太冲外,还应加

A. 风池、侠溪

B. 印堂、内庭

C. 少商、上星

D. 关冲、支沟

E. 四白、养老

50. 患儿,女,10岁。阵发性右上腹绞痛,伴恶心呕吐,腹部平软。用特定穴治疗,应首选

A. 原穴

B. 下合穴

C. 背俞穴

D. 八会穴

E. 络穴

51. 患者,女,36岁,已婚。带下量多,色白,质黏,无味,纳少便溏,神疲肢倦,舌淡苔白腻,脉缓弱。治疗应首选的方剂是

A. 完带汤

B. 止带方

C. 草薢渗湿汤

D. 参苓白术散

E. 香砂六君子汤

52. 患者,男,22岁。8月上旬前额部出现红肿结块,

大小约2cm×2cm,中央有脓头未溃,疼痛拒按,伴口渴便秘,尿短赤,舌苔黄腻,脉滑数。治疗应首选的方剂是

A. 五味消毒饮

B. 仙方活命饮

C. 清暑汤

D. 防风通圣散

E. 黄连解毒汤

53. 患儿,男,10岁。身体消瘦,上课注意力不能集中,多动但不暴躁,言语冒失,做事有头无尾,睡眠不实,记忆力差,伴自汗盗汗,偏食纳少,面色无华,舌质淡,苔薄白,脉虚弱。治疗应首选的方剂是

A. 八珍汤

B. 二陈汤合黄连温胆汤

C. 杞菊地黄丸

D. 孔圣枕中丹

E. 归脾汤合甘麦大枣汤

54. 患者,男,66岁。反复发作吞咽梗阻感3个月。现症见吞咽困难,胸膈痞满,情志舒畅时可稍减轻,情志抑郁时则加重,嗳气呃逆,呕吐痰涎,口干咽燥,大便艰涩,舌质红,苔薄腻,脉弦滑。其诊断是

A. 呕吐肝气犯胃证

B. 呕吐胃阴不足证

C. 噎膈痰气交阻证

D. 噎膈津亏热结证

E. 噎膈瘀血内结证

55. 患者,女,25岁。3天来身目发黄,黄色鲜明,上腹、右胁胀闷疼痛,牵引肩背,身热不退,口苦咽干,呕吐呃逆,小便黄赤,大便秘,舌红苔黄,脉弦滑数。其诊断是

A. 黄疸(阳黄)湿重于热证

B. 黄疸(阳黄)热重于湿证

C. 黄疸(阳黄)疫毒炽盛证

D. 黄疸(阳黄)胆腑郁热证

E. 黄疸(阴黄)脾虚湿滞证

56. 患者,女,45岁。突然头晕乏力,泛泛欲吐,昏倒不省人事,牙关紧闭,脉沉弦。治疗宜选用

A. 手厥阴经穴

B. 手少阴经穴

C. 足厥阴经穴

D. 督脉穴

E. 任脉穴

57. 患者,男,76 岁。右上腹痛,呈阵发性加剧,并向右肩部放射,伴有恶心、呕吐、黄疸。舌苔黄腻,脉滑数。针灸取穴除阳陵泉、胆囊、胆俞、日月外,应对证加用
A. 内庭、阴陵泉
B. 太冲、丘墟
C. 肩井、内关
D. 中脘、天枢
E. 梁丘、太冲

58. 患者,女,36 岁,已婚。孕 31 周,小便频数,淋沥涩痛,量少色黄,午后潮热,手足心热,大便干结,颧赤唇红,舌红少苔,脉细滑而数。治疗应首选的方剂是
A. 导赤散
B. 知柏地黄丸
C. 龙胆泻肝汤
D. 草薢渗湿汤
E. 沉香散

59. 患者,女,45 岁。乳房肿块月经前加重,经后缓解,伴有腰酸乏力,神疲倦怠,月经失调,量少色淡,舌淡苔白,脉沉细。其治法是
A. 疏肝散结
B. 化痰散结
C. 调摄冲任
D. 调补气血
E. 补益气血

60. 患儿,女,4 岁。反复水肿月余,尿蛋白定性(+++),尿蛋白定量 >300mg/(kg·d),血白蛋白 28g/L,血胆固醇 10.4mmol/L。症见腰腹下肢肿甚,面白无华,畏寒肢冷,神疲乏力,小便短少,纳少便溏,舌质淡,苔白滑,脉沉无力。其诊断是
A. 急性肾小球肾炎风水相搏证
B. 肾病综合征脾肾阳虚证
C. 肾病综合征脾虚湿困证
D. 肾病综合征肺脾气虚证
E. 急进性肾小球肾炎脾虚湿困证

61. 患者,女,25 岁。2 周前身发疮痏,恶风发热。2 天前起眼睑水肿,继而延及全身,皮肤光亮,尿少色赤,舌质红,苔薄黄,脉浮数。治疗应首选的方剂是
A. 实脾饮
B. 五皮饮合胃苓汤

C. 疏凿饮子
D. 麻黄连翘赤小豆汤合五味消毒饮
E. 越婢加术汤

62. 患者,女,45 岁。肥胖,平素喜食肥甘厚味。近半年来自觉胸胁支满,心下痞闷,胃中有振水音,脘腹喜温畏冷,泛吐清水痰涎,饮入易吐,口渴不欲饮水,头晕目眩,心悸气短,食少,大便溏,形体逐渐消瘦,舌苔白滑,脉弦细而滑。其治法是
A. 温脾化饮
B. 攻下逐饮
C. 泻肺祛饮
D. 理气和络
E. 宣肺化饮

63. 患者,女,23 岁。近 3 天头痛如裹,痛无休止,肢体困重,苔白腻,脉濡。针灸治疗除主穴外,还宜取
A. 风门、列缺
B. 曲池、大椎
C. 丰隆、中脘
D. 阴陵泉、头维
E. 足临泣、太冲

64. 患者,女,32 岁。突然出现右侧半身活动不利,舌强语謇,眩晕头痛,烦躁,舌红,苔黄,脉弦而有力。针灸治疗除主穴外,还应加用
A. 丰隆、合谷
B. 曲池、内庭
C. 太冲、太溪
D. 足三里、气海
E. 太溪、风池

65. 患者,女,28 岁,已婚。产后 2 小时,阴道出血量多,突然昏晕,渐至昏不知人,四肢厥冷,冷汗淋漓,舌淡,脉微欲绝。其辨证是
A. 阳虚
B. 血虚气脱
C. 气虚
D. 寒凝
E. 瘀阻气闭

66. 患者,女,40 岁。右侧甲状腺发现肿物半年,甲状腺肿块柔韧,随吞咽上下移动,伴急躁易怒,汗出心悸,失眠多梦,月经不调,舌红,苔薄,脉弦。治疗应首选的方剂是
A. 四海舒郁丸

B. 逍遥散合海藻玉壶汤

C. 生脉散合海藻玉壶汤

D. 牛蒡解肌汤

E. 柴胡清肝饮

67. 患儿,男,1 岁。突然发热,体温 37.8℃,伴咳嗽、流涕,纳差。1 天后口腔硬腭、颊部黏膜出现疱疹。2 天后出现米粒大小皮疹,以手、足、臀部为主,部分为疱疹,质地较硬,内有浑浊液体,周围绕有红晕。其诊断是

A. 水痘

B. 风痧

C. 奶麻

D. 丹痧

E. 手足口病

68. 患者,男,40 岁。1 年来皮肤常见青紫斑点。2 天前饮酒后出现双下肢青紫斑块,心烦口渴,手足心热,盗汗,形体消瘦,舌红少苔,脉细数。治疗应首选的方剂是

A. 清胃散

B. 茜根散

C. 归脾汤

D. 玉女煎

E. 地榆散

69. 患者,男,55 岁。关节游走性疼痛,活动不便,局部灼热红肿,痛不可触,得冷则舒,伴有发热、恶风,汗出,口渴,舌质红,苔黄腻,脉浮数。治疗应首选的方剂是

A. 薏苡仁汤或蠲痹汤

B. 乌头汤合五味消毒饮

C. 双合汤合羌活胜湿汤

D. 白虎加桂枝汤

E. 防风汤合桂枝芍药知母汤

70. 患者,男,42 岁。大便排出困难,腹中冷痛,面色白,畏寒喜暖,小便清长,舌淡苔白,脉沉迟。治疗除主穴外,还应加用

A. 合谷、内庭

B. 太冲、中脘

C. 脾俞、气海

D. 神阙、关元

E. 足三里、气海

71. 患者,女,46 岁。近 2 周来自觉心慌,时作时止,头晕,舌淡红,脉细弱。治疗应以何经腧穴为主

A. 手太阴、足少阴经

B. 足少阴、手少阴经

C. 手厥阴、足厥阴经

D. 手少阴、手厥阴经

E. 足少阴、手厥阴经

72. 患者,女,30 岁,已婚。下腹部结块,触痛,月经量多,经行腹痛,经色紫暗有块,婚久不孕,腰酸膝软,头晕耳鸣,舌暗,脉弦细。治疗应首选的方剂是

A. 桂枝茯苓丸

B. 补肾祛瘀方

C. 香棱丸

D. 桃核承气汤

E. 大黄牡丹汤

73. 患者,女,50 岁。下肢酸胀感近 10 年,加重伴疼痛 1 年。双侧下肢内侧可见静脉曲张,静脉盘曲,状如蚯蚓,表面色青紫,舌有瘀点,脉细涩。诊为筋瘤,其辨证是

A. 劳倦伤气证

B. 寒湿凝筋证

C. 外伤瘀滞证

D. 血脉瘀阻证

E. 热毒伤阴证

74. 患儿,女,7 岁。反复脐周疼痛半年,发作加重 1 天,纳差,食入即吐,大便 2 日未行,腹胀满,扪之有团块,舌苔黄腻。治疗应首选的方剂是

A. 大承气汤

B. 小承气汤

C. 增液承气汤

D. 驱蛔承气汤

E. 调胃承气汤

75. 患者,女,36 岁。经血淋漓不尽 30 天,血色淡,质稀薄,伴面色萎黄,神疲肢倦,舌淡,苔白,脉沉细无力。除气海、三阴交、足三里、肾俞外,还应加取

A. 肾俞、太溪

B. 然谷、太溪

C. 百会、脾俞

D. 隐白、血海

E. 隐白、地机

76. 患者,女,25 岁。胁部皮肤始发灼热疼痛,继而出现簇集粟粒大小丘疱疹,呈带状排列,疱壁紧张,口苦,心烦,脉弦数。治疗除局部阿是穴、夹脊穴外,还应选取的腧穴是

A. 神门、大陵

B. 合谷、列缺

C. 血海、膈俞

D. 血海、内庭

E. 行间、阳陵泉

77.患者,女,76岁。肢体痿软,麻木微肿,足胫热气上腾,身体困重,胸脘痞闷,溲短涩痛,舌苔黄腻,脉滑数。其辨证是

A. 肺热津伤证

B. 脾胃虚弱证

C. 肝肾亏损证

D. 湿热浸淫证

E. 阴损及阳证

78.患者,男,32岁。初起眼部有异物感,视物不清,继而目赤肿痛,羞明,流泪,眵多,口苦咽干,苔黄,脉弦数。治疗除主穴外,还应选取

A. 少商、外关

B. 侠溪、行间

C. 太冲、外关

D. 合谷、太冲

E. 太阳、行间

A3型选择题(79~120题)

答题说明

以下提供若干个案例,每个案例下设3道考题。请根据题干所提供的信息,在每一道考题下面的A、B、C、D、E五个备选答案中选择一个最佳答案。

(79~81题共用题干)

患者,男,65岁。咳嗽20余年,近半年来以干咳为主,伴口干咽燥,声音嘶哑,潮热,盗汗,面色潮红,舌红少津,脉细数。曾做全面检查排除肺结核、肺肿瘤。

79.其辨证是

A. 气阴耗伤证

B. 阴虚火旺证

C. 肺阴亏耗证

D. 阴阳两虚证

E. 肝火犯肺证

80.其治法是

A. 补益肺气

B. 滋阴润肺

C. 补肾益气养阴

D. 健脾益气养阴

E. 益气养阴和胃

81.治疗应首选的方剂是

A. 麦门冬汤

B. 月华丸

C. 百合固金汤

D. 沙参麦冬汤

E. 清燥救肺汤

(82~84题共用题干)

患者,男,69岁。全身水肿,按之没指,起病缓慢,病程较长,小便短少,身体困重,胸闷,纳呆,泛恶,舌苔白腻,脉沉缓。

82.其辨证是

A. 湿毒浸淫证

B. 风水相搏证

C. 水湿浸渍证

D. 湿热壅盛证

E. 热毒炽盛证

83.其治法是

A. 利湿清火,消肿行水

B. 分利湿热,攻逐水饮

C. 温运脾阳,以利水湿

D. 宣肺解毒,利湿消肿

E. 运脾化湿,通阳利水

84.治疗应首选的方剂是

A. 麻黄连翘赤小豆汤合五味消毒饮

B. 越婢加术汤

C. 实脾饮

D. 疏凿饮子

E. 五皮饮合胃苓汤

(85~87题共用题干)

患儿,女,2岁。腹泻2天,大便酸臭如败卵,腹胀不食,烦躁不安,泻后则安。舌苔厚腻,脉滑实,指纹紫滞。

85.其辨证是

A. 伤食泻

B.风寒泻

C.湿热泻

D.脾虚泻

E.脾肾阳虚泻

86.其治法是

A.温补脾肾,固涩止泻

B.健脾益气,助运止泻

C.清肠解热,化湿止泻

D.疏风散寒,化湿和中

E.运脾和胃,消食化滞

87.治疗应首选

A.葛根黄芩黄连汤合六一散

B.藿香正气散

C.保和丸

D.参苓白术散

E.归脾丸

(88~90题共用题干)

患者,女,28岁,已婚。结婚2年多未避孕而未孕,月经2~3个月一潮,量少,色淡,面色晦暗,腰膝酸软,性欲冷淡,小腹冷,带下量多,夜尿多,舌质淡暗,苔白,脉沉细。

88.其诊断是

A.肾气虚型不孕症

B.肾阳虚型不孕症

C.肾阴虚型不孕症

D.痰湿内阻型不孕症

E.肝气郁结型不孕症

89.其治法是

A.温肾暖宫,调补冲任

B.燥湿化痰,理气调经

C.活血化瘀调经

D.疏肝理血调经

E.滋阴养血调经

90.治疗应首选的方剂是

A.启宫丸

B.养精种玉汤

C.开郁种玉汤

D.温胞饮

E.毓麟珠

(91~93题共用题干)

患者,男,50岁。右小腿突然红肿热痛1天,伴有高

热40℃。局部症见右小腿前外侧大片红肿色鲜,边界清楚,扪之灼手,压痛明显,压之褪色,舌红苔黄腻,脉滑数。

91.本病可辨证为

A.风热毒蕴证

B.湿热毒蕴证

C.肝脾湿火证

D.胎火蕴毒证

E.热毒炽盛证

92.内治应首选

A.黄连解毒汤

B.普济消毒饮

C.龙胆泻肝汤

D.银翘散

E.五神汤合草薢渗湿汤

93.外治可选用

A.中药熏洗

B.红油膏外敷

C.冲和膏外敷

D.千捶膏外敷

E.砭镰法

(94~96题共用题干)

患者,女,28岁。反复出现皮肤青紫斑点或斑块,并有鼻出血,发热,口渴,大便秘结,舌红苔黄,脉弦数。

94.其辨证是

A.胃热炽盛证

B.肝火上炎证

C.阴虚火旺证

D.血热妄行证

E.热邪犯肺证

95.其治法是

A.补气摄血

B.清热解毒,凉血止血

C.滋阴降火,宁络止血

D.健脾温中,养血止血

E.清胃泻火,化瘀止血

96.治疗应首选的方剂是

A.桑菊饮

B.玉女煎

C.茜根散

D.犀角地黄汤

E.十灰散

(97~99题共用题干)

患者,女,28岁。情绪不宁,多思善疑,头晕神疲,心悸胆怯,失眠健忘,纳差,面色不华,舌质淡,苔薄白,脉细弱。

97. 其辨证为
   A. 痰气郁结证
   B. 心脾两虚证
   C. 痰火扰神证
   D. 痰热瘀结证
   E. 火盛阴伤证

98. 其治法为
   A. 豁痰化瘀,调畅气血
   B. 清心泻火,涤痰醒神
   C. 育阴潜阳,交通心肾
   D. 健脾养心,补益气血
   E. 理气解郁,化痰醒神

99. 治疗应首选
   A. 癫狂梦醒汤加减
   B. 二阴煎合琥珀养心丹加减
   C. 归脾汤加减
   D. 逍遥散合顺气导痰汤加减
   E. 生铁落饮加减

(100~102题共用题干)

患儿,男,7岁。反复发作咳嗽2年余,昨日突然咳嗽气促,喉间有哮鸣音,咳痰清稀色白、呈泡沫状,形寒无汗,面色晦滞带青,四肢不温,口中不渴,舌苔薄白,脉浮紧,指纹红。

100. 其诊断是
    A. 肺炎喘嗽
    B. 顿咳
    C. 哮喘
    D. 咳嗽
    E. 感冒夹痰

101. 其治法是
    A. 补肺固表,健脾益气
    B. 泻肺平喘,补肾纳气
    C. 解表清里,止咳定喘
    D. 温肺散寒,涤痰定喘
    E. 清肺涤痰,止咳平喘

102. 治疗应首选
    A. 射干麻黄汤
    B. 小青龙汤合三子养亲汤
    C. 苏子降气汤
    D. 定喘汤
    E. 三拗汤合河车大造丸

(103~105题共用题干)

患者,女,25岁。产后乳汁分泌少,乳房胀硬、疼痛,乳汁稠,伴胸胁胀满,情志抑郁,食欲不振,舌质正常,苔薄黄,脉弦滑。

103. 其辨证是
    A. 气血虚弱证
    B. 瘀浊阻滞证
    C. 肝郁气滞证
    D. 肝肾阴虚证
    E. 心脾两虚证

104. 其治法是
    A. 补气养血,佐以通乳
    B. 疏肝解郁,通络下乳
    C. 健脾化痰通乳
    D. 健脾益气,养心安神
    E. 活血逐瘀,镇静安神

105. 治疗应首选
    A. 通乳丹
    B. 下乳涌泉散
    C. 生化汤
    D. 苍附导痰丸合漏芦散
    E. 失笑散

(106~108题共用题干)

患者,女,35岁。结喉正中偏左有一半圆形包块,初起如雀蛋大,现如鸡蛋大,边界清楚,表面光滑,皮色如常,能随吞咽上下移动,苔薄腻,脉弦滑。

106. 其诊断是
    A. 气瘿
    B. 肉瘿
    C. 筋瘿
    D. 瘿痈
    E. 石瘿

107. 其治法是
    A. 理气解郁,化痰软坚
    B. 化痰软坚,开郁散结
    C. 疏风清热,化痰解郁
    D. 疏肝清热,化痰消肿
    E. 疏肝理气,解郁消肿

108. 治疗应首选的方剂是
    A. 丹栀逍遥散
    B. 四海舒郁丸
    C. 海藻玉壶汤
    D. 牛蒡解肌汤
    E. 柴胡清肝饮

(109～111题共用题干)
患者,男,30岁。胃脘疼痛,痛势急迫,自觉胸脘灼热,口干口苦,纳呆恶心,小便黄,大便不畅,舌红苔黄腻,脉滑数。
109. 其证候是
    A. 寒邪客胃证
    B. 饮食伤胃证
    C. 肝气犯胃证
    D. 湿热中阻证
    E. 瘀血停胃证
110. 此证的治法是
    A. 养阴益胃,和中止痛
    B. 温中健脾,和胃止痛
    C. 化瘀通络,理气和胃
    D. 清化湿热,理气和胃
    E. 疏肝解郁,理气止痛
111. 治疗此证应首选的方剂是
    A. 一贯煎合芍药甘草汤加减
    B. 保和丸加减
    C. 香苏散合良附丸加减
    D. 柴胡疏肝散加减
    E. 清中汤加减

(112～114题共用题干)
患儿,男,7岁。高热1周,曾抽搐2次。经治疗1周后热减,但仍时有肢体拘挛或强直,精神疲惫,面容憔悴,易出汗,大便干结。查体:体温37.5℃,面色潮红,手足心热,舌绛少津,无苔,脉细数。
112. 其辨证是
    A. 感受暑邪
    B. 痰食惊风
    C. 土虚木亢
    D. 阴虚风动
    E. 脾肾阳衰
113. 其治法是
    A. 育阴潜阳,滋肾养肝

B. 温运脾阳,扶土抑木
    C. 清热解毒,凉血息风
    D. 镇惊安神
    E. 温补脾肾
114. 治疗应首选的方剂是
    A. 缓肝理脾汤
    B. 清瘟败毒饮
    C. 大定风珠
    D. 固真汤
    E. 黄连解毒汤

(115～117题共用题干)
患者,女,24岁。3个月前行清宫术,术后反复小腹坠胀疼痛,喜热恶寒,得热痛缓,经行错后、量少、色暗,带下淋沥,小便频数。舌红苔白腻,脉沉迟。
115. 其诊断是
    A. 肾阳虚衰型盆腔炎
    B. 气滞血瘀型盆腔炎
    C. 血虚失荣型盆腔炎
    D. 寒湿凝滞型盆腔炎
    E. 湿热瘀结型盆腔炎
116. 其治法是
    A. 清热除湿,活血化瘀止痛
    B. 祛寒除湿,活血化瘀
    C. 补血养营,和中止痛
    D. 行气活血,化瘀止痛
    E. 温肾阳,暖宫止痛
117. 应首选
    A. 清热调血汤
    B. 当归芍药散
    C. 温胞饮
    D. 膈下逐瘀汤
    E. 少腹逐瘀汤

(118～120题共用题干)
患者,男,47岁。患有臁疮日久,现症见疮面苍白,肉芽色淡,周围皮色黑暗、板硬,肢体沉重,倦怠乏力,舌淡紫,苔白,脉细涩无力。
118. 其辨证是
    A. 湿热下注
    B. 气虚血瘀
    C. 寒湿凝筋
    D. 劳倦伤气

E.湿热毒盛

119.其治法是

A.清热解毒,养阴活血

B.清热利湿,活血通络

C.益气活血,祛瘀生新

D.清热利湿,和营解毒

E.活血化瘀,和营消肿

120.其治疗首选

A.二妙丸合五神汤

B.补阳还五汤合四妙汤

C.阳和汤

D.桃红四物汤

E.四妙勇安汤

B1型选择题(121~150题)

答题说明

以下提供若干组考题,每组考题共用在考题前列出的A、B、C、D、E五个备选答案。请从中选择一个最佳答案。某个备选答案可能被选择一次、多次或不被选择。

A.心脉瘀滞证

B.寒凝心脉证

C.心气不足证

D.气阴两虚证

E.气滞心胸证

121.胸痛如绞,遇寒则发,畏寒肢冷,舌淡苔白,脉细。其辨证是

122.胸部隐痛,缠绵不休,动则多发,口干,舌淡红少苔,脉沉细数。其辨证是

A.柴胡疏肝散

B.逍遥散

C.越鞠保和丸

D.半夏厚朴汤

E.橘皮竹茹汤

123.治疗胃痛肝气犯胃证,应首选的方剂是

124.治疗呕吐肝气犯胃证,应首选的方剂是

A.从出生断脐到生后满28天

B.出生到满1周岁

C.1~3岁

D.3~7岁

E.7~12岁

125.婴儿期是指

126.幼儿期是指

A.黏液脓血便

B.大便带血,颜色鲜红

C.柏油样便

D.水样便

E.羊粪样便

127.内痔便血的特点是

128.锁肛痔便血的特点是

A.足阳明胃经

B.足少阳胆经

C.足厥阴肝经

D.足太阳膀胱经

E.足少阴肾经

129."环阴器"的经脉是

130."络脑"的经脉是

A.商丘

B.丘墟

C.照海

D.申脉

E.然谷

131.在踝区,外踝尖直下,外踝下缘与跟骨之间凹陷中的腧穴是

132.在踝区,内踝尖下1寸,内踝下缘边际凹陷中的腧穴是

A.补中益气汤

B.生化汤

C.保阴煎

D.大补元煎

E.少腹逐瘀汤

133.治疗产后恶露不绝血热证,应首选的方剂是

134.治疗产后恶露不绝血瘀证,应首选的方剂是

A.肺、胃、肾

B.肝、脾、肾

C.心、肾、肺

D.胃、肝、脾

E.脾、肾、肺

135.鼓胀的病位主要在

136.消渴的病位主要在

A.三子养亲汤

B.越婢加半夏汤

C.厚朴麻黄汤

D.射干麻黄汤

E.麻杏甘石汤

137.治疗寒包热哮,应首选的方剂是

138.治疗风痰哮,应首选的方剂是

A.不换金正气散

B.芍药汤

C.驻车丸

D.桃花汤

E.连理汤

139.治疗痢疾之休息痢,应首选

140.治疗痢疾之湿热痢,应首选

A.仙方活命饮

B.黄连解毒汤合五味消毒饮

C.大黄牡丹汤

D.复方大柴胡汤

E.大黄牡丹汤合透脓散

141.治疗肠痈湿热证的代表方剂是

142.治疗肠痈热毒证的代表方剂是

A.隔姜灸

B.隔蒜灸

C.隔盐灸

D.隔附子饼灸

E.瘢痕灸

143.有温补肾阳作用的灸法是

144.有温胃止呕作用的灸法是

A.风池、风府

B.足三里、气海

C.外关、关冲

D.列缺、风池

E.太溪、太冲

145.治疗风热侵袭型面瘫,宜加用

146.治疗气血不足型面瘫,宜加用

A.左归丸

B.右归丸

C.二仙汤

D.左归丸合右归丸

E.归肾丸合二至丸

147.治疗绝经前后诸证肾阴虚证,应首选的方剂是

148.治疗绝经前后诸证肾阴阳俱虚证,应首选的方剂是

A.调和脾胃,运脾开胃

B.健脾益气,佐以助运

C.滋脾养胃,佐以助运

D.调和肝脾,佐以益气

E.疏肝健脾,佐以助运

149.厌食脾胃气虚证的治法是

150.厌食脾胃阴虚证的治法是

参 考 答 案

第 一 单 元

1. B	2. E	3. B	4. C	5. E	6. B
7. B	8. B	9. A	10. A	11. C	12. D
13. C	14. B	15. A	16. E	17. D	18. D
19. A	20. A	21. B	22. C	23. E	24. B
25. B	26. A	27. D	28. B	29. A	30. D
31. B	32. A	33. B	34. A	35. B	36. E
37. C	38. B	39. A	40. B	41. C	42. C
43. A	44. A	45. C	46. E	47. D	48. A
49. E	50. E	51. E	52. E	53. D	54. B
55. E	56. B	57. E	58. E	59. D	60. D
61. C	62. C	63. A	64. B	65. D	66. D
67. E	68. E	69. A	70. D	71. B	72. A
73. C	74. C	75. A	76. D	77. D	78. C
79. C	80. A	81. A	82. C	83. C	84. B

85. C	86. C	87. C	88. B	89. D	90. C
91. D	92. B	93. D	94. A	95. B	96. D
97. D	98. A	99. B	100. D	101. D	
102. A	103. E	104. E	105. B	106. E	
107. B	108. D	109. C	110. C	111. E	
112. C	113. D	114. C	115. A	116. C	
117. A	118. C	119. B	120. E	121. B	
122. C	123. A	124. B	125. C	126. A	
127. C	128. D	129. C	130. A	131. D	
132. C	133. A	134. A	135. C	136. A	
137. A	138. D	139. E	140. A	141. D	
142. E	143. A	144. B	145. C	146. A	
147. C	148. A	149. A	150. D		

第 二 单 元

1. D	2. D	3. A	4. B	5. A	6. B
7. E	8. B	9. A	10. C	11. A	12. A
13. D	14. C	15. E	16. A	17. E	18. E
19. E	20. C	21. A	22. A	23. A	24. C
25. A	26. B	27. B	28. B	29. B	30. A
31. C	32. C	33. C	34. A	35. B	36. B
37. B	38. D	39. A	40. A	41. B	42. B
43. C	44. D	45. D	46. B	47. E	48. A
49. C	50. B	51. A	52. C	53. E	54. C
55. D	56. D	57. A	58. B	59. C	60. B
61. D	62. A	63. D	64. C	65. B	66. C
67. E	68. B	69. D	70. D	71. D	72. B
73. C	74. D	75. B	76. E	77. D	78. B
79. C	80. B	81. D	82. C	83. E	84. E

85. A	86. E	87. C	88. B	89. A	90. D
91. B	92. E	93. E	94. D	95. B	96. E
97. B	98. D	99. C	100. C	101. D	
102. A	103. C	104. B	105. B	106. B	
107. A	108. C	109. D	110. D	111. E	
112. D	113. A	114. C	115. D	116. B	
117. E	118. B	119. C	120. B	121. B	
122. D	123. A	124. C	125. B	126. C	
127. C	128. A	129. C	130. D	131. D	
132. C	133. C	134. B	135. B	136. A	
137. C	138. A	139. E	140. B	141. D	
142. E	143. D	144. A	145. C	146. B	
147. A	148. C	149. B	150. C		